L'ESCLAVAGE

AFRICAIN

PAR

A. LACOUR

Sous-Agent du Commissariat de la Marine
Officier d'Académie
À Alger

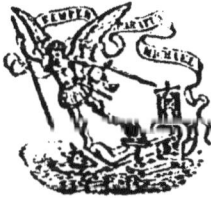

DUNKERQUE

IMPRIMERIE PAUL MICHEL, RUE DE LA MARINE, 23

1889

L'ESCLAVAGE AFRICAIN

L'ESCLAVAGE

AFRICAIN

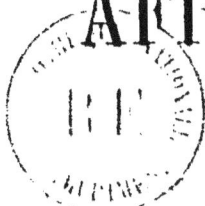

PAR

A. LACOUR

Sous-Agent du Commissariat de la Marine
Officier d'Académie
à Alger

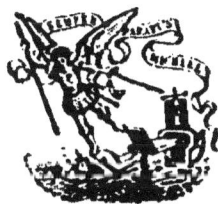

DUNKERQUE

IMPRIMERIE PAUL MICHEL, RUE DE LA MARINE, 23

1889

ALGER, le 23 Février 1889.

A Son Eminence Monseigneur le Cardinal *Lavigerie*, Archevêque d'Alger et de Carthage, Primat d'Afrique.

MONSEIGNEUR,

L'humanité toute entière est outragée par des attentats qui n'ont pas de précédents dans les annales des peuples. Le monde civilisé s'émeut de ces scènes d'horreur qui ont pour théâtre le continent africain.

Cette grande question qui se rattache à la délivrance, à la rédemption de tout un peuple est l'objet de la sollicitude de toute la chrétienté. Votre Eminence, s'inspirant de la pensée même du Souverain Pontife, ne néglige rien dans sa sphère d'action, pour mettre un terme à ces horreurs et répandre les lumières et les bienfaits du christianisme sur ces pauvres noirs opprimés.

Désireux d'apporter mon modeste tribut à la sublime et admirable campagne que Votre Eminence a entreprise contre l'esclavagisme, j'ai écrit la brochure ci-jointe pour la publication de laquelle je viens d'obtenir l'autorisation du Ministre de la Marine. Avant de l'écrire, j'ai senti qu'elle ne serait peut-être pas sans utilité pour cette grande œuvre humanitaire.

Mon vœu et mon espoir n'ont point été déçus, car vous avez bien voulu me donner un précieux témoignage de votre satisfaction en accueillant favorablement mes humbles travaux.

C'est donc pour moi un double devoir de prier Votre Éminence d'agréer l'hommage d'un ouvrage dans la composition duquel j'ai été guidé par un désintéressement complet, un ardent désir de plaider la cause des malheureux noirs opprimés et contribuer dans la limite de mes faibles moyens au soulagement de ces pauvres déshérités.

On ne saurait trop faire pour exciter l'opinion publique contre ce commerce infâme de la vente de l'homme par l'homme, contre ce trafic odieux de la traite des noirs, qui, au mépris des droits les plus sacrés de l'humanité et de la civilisation, continue son œuvre de sang et de ruines sur un vaste continent situé aux portes mêmes de l'Europe !

A cette heure où les peuples doivent plus que jamais être portés à l'union, à la concorde, à la paix, ai-je besoin de dire qu'en présence du progrès et des grandes et mystérieuses destinées de la civilisation, religieusement et socialement parlant, les conséquences de cette noble entreprise seraient incalculables.

Puisse mon humble notice être profitable au bien et à la prospérité de l'œuvre anti-esclavagiste, ce sera la meilleure récompense de mon absolu dévouement à une œuvre à laquelle, à défaut d'un concours plus effectif, je ne cesserai du moins de consacrer toutes mes veilles, et rien ne manquerait à ma satisfaction, si aux yeux de Votre Éminence j'avais atteint le but que je me suis proposé.

Daignez agréer, Monseigneur, l'hommage de mon plus profond respect.

LACOUR.

BISKRA (Sahara), le 20 Mars 1889.

MONSIEUR,

« J'ai reçu l'intéressante brochure que vous avez préparée contre l'esclavagisme, à l'occasion de la récente campagne que je viens de commencer contre lui.

» Je l'ai lue et je suis convaincu que tous ceux qui la liront recevront une impression excellente des détails précis et émouvants qu'elle renferme. Ils sont de nature à exciter la même indignation qu'excita, il y a un demi-siècle, dans toutes les âmes honnêtes et droites, l'esclavage américain. L'esclavage africain trouvera moins encore, je l'espère, grâce aujourd'hui devant l'opinion publique.

» Mais s'il n'y a plus, en France, de ces bateaux négriers dont la description fidèle fait horreur sous votre plume, on trouvera des négriers ailleurs, dans les journaux par exemple. Ils prostitueront leur plume à ceux qui ont intérêt à la conservation de la traite, trafiquants de toutes les nations musulmanes, des provinces turques, du Maroc, du Soudan, de Zanguebar. S'ils trouvent le profit à cette triste besogne, ils n'y trouveront pas l'honneur.

» Je vous félicite donc, Monsieur, d'avoir, avec un si noble courage, pris d'avance contre eux, en mains, la cause de la justice et de la liberté que la Marine française s'est toujours fait une gloire de soutenir dans le monde.

» Veuillez agréer l'expression de mes sentiments les plus distingués.

Signé : † CH. Cardinal LAVIGERIE. »

CHAPITRE Iᵉʳ.

. . . .

« Vous la proclamerez, au milieu de tant de
peuples courbés sous le joug, comme saint Paul
la proclamait lui-même dans Rome, où régnait
Néron et où deux millions d'esclaves râlaient dans
les fers, la sainte liberté qui vient de Jésus-
Christ. Votre voix retentira comme un tonnerre,
ou plutôt elle fera lever dans ces ténèbres ram-
pantes, l'espérance et l'amour. »

(Allocution prononcée par S. É. Mgr l'Archevêque
d'Alger, dans son Église Cathédrale, à l'occasion du
départ des Missionnaires, le 29 juin 187)

L'esclavage, cette institution barbare, ne subsiste plus
parmi les peuples chrétiens; mais il reste encore debout,
inébranlable, sur le vaste continent africain et dans d'autres
pays limitrophes, insultant à tous les droits de la nature et
de l'humanité.

Mais une voix s'est élevée pour anathématiser ce commerce
infâme, commerce qui, tout ensemble, déshonore ceux qui s'y
livrent et dégrade ceux qui en sont victimes.

Cette voix, inspirée des plus pures traditions évangéliques,
a retenti dans le monde civilisé et éveillé dans tous les cœurs
de sympathiques et nombreux échos.

Son Éminence Monseigneur le Cardinal Lavigerie, Archevêque d'Alger, touché de compassion par les souffrances et
l'abjection dans lesquelles sont plongées ces pauvres peuplades de l'intérieur de l'Afrique, a prêché la sainte croisade
contre le fléau de l'esclavage qui courbe sous son joug homicide des millions de créatures humaines.

J'ai lu un livre intitulé : « *A l'assaut des pays nègres.* —
*Journal des Missionnaires d'Alger dans l'Afrique cen-
trale.* »

Ce livre, dont la lecture m'a profondément touché, a été écrit jour par jour, je dirai même heure par heure, sous la dictée des impressions, des souffrances qu'ont éprouvées ces modestes et vaillants missionnaires pendant toute la durée du long voyage qu'ils ont dû accomplir à travers des contrées sauvages et inhospitalières pour se rendre à leur station évangélique, voyage qui, cependant, ne devait être que le prélude des épreuves qui leur étaient réservées, pendant leur sublime apostolat, au milieu du peuple barbare qu'ils s'étaient imposé pour double mission d'arracher à l'esclavage et de convertir à la vraie foi.

Comment dépeindre cette longue série de fatigues, de privations, de dangers? Il leur a fallu franchir des rivières débordées, des marécages sans fin, des montagnes escarpées, franchir des forêts où les sentiers étaient à peine tracés par les caravanes précédentes et qui disparaissaient sous la végétation. Ici des fleuves qui se perdent et semblent disparaître dans le réseau inextricable des marécages et qu'il faut traverser au prix de mille dangers: les rives de ces fleuves s'effacent, la terre et l'eau paraissent se résoudre et se confondre en une plaine sans limites; un ciel inclément éclaire de ses lueurs blafardes ces mornes solitudes où le caïman, l'éléphant, le hideux hippopotame, plongés dans les touffes de roseaux, donnent l'idée d'un monde primitif. Nos intrépides missionnaires franchissent enfin ces barrières qui se renouvellent fréquemment sous leurs pas; mais à mesure qu'ils pénètrent plus avant dans l'intérieur, les obstacles de natures diverses se multiplient. Là, sous le couvert d'un taillis ténébreux, le sanguinaire Rouga-Rouga [1] guette et attend le moment favorable pour se ruer comme un tigre sur quelque traînard, le poignarde et le dévalise; sur la route accourent

(1) Espèce de métis sanguinaire et cruel, dont nous parlerons plus longuement dans un chapitre suivant.

les tribus voisines dont la férocité, l'ignorance abjecte, les préjugés cupides et soupçonneux sèment d'obstacles et d'embûches les pas de nos missionnaires qui, loin de se décourager, semblent au contraire, puiser une ardeur nouvelle dans leurs épreuves mêmes, et que rien ne peut détourner de leur but.

Au dire de tous les explorateurs de l'Afrique centrale, ce n'est pas toujours des difficultés naturelles, du mauvais état des sentiers sous les forêts qu'il faut redouter, en ce pays, le plus de fatigues ; celles-là peuvent être estimées d'avance. Ce qu'il faut craindre ce sont les contrariétés, les ennuis provenant de la mauvaise volonté des porteurs et les précautions à prendre contre eux ; ce sont leurs brusques revirements qui viennent chaque jour, sans motif, remettre tout en question, bouleverser tous les projets, vous menacer même d'un désastre si vous n'employez pas la force. De là la nécessité d'avoir une bonne escorte de soldats dont le recrutement est si difficile et si défectueux en dehors de l'élément Européen. Tous ces mécomptes, tout cet imprévu sont inévitables pour une expédition qui doit se servir des gens du pays.

Entrer dans des détails au sujet des *askaris* ou porteurs, car il est absolument impossible de voyager sans eux dans ces contrées, ce serait tomber dans des redites sur la duplicité de la plupart des noirs, sur leur infidélité aux engagements pris, etc. C'est là, évidemment, que se trouvent les plus sérieux obstacles à une caravane ne pouvant se suffire à elle-même.

On comprendra, dès lors, qu'il ait fallu à nos vaillants missionnaires, pour surmonter de semblables épreuves, pour affronter tant de misères, un sang-froid et un courage éprouvés et surtout les fermes croyances qu'ils ont en eux et en leur œuvre : la foi est un levier puissant qui écarte les montagnes et fait accomplir des prodiges.

Mais hélas ! tous ne devaient pas arriver au terme de leur

voyage. Plusieurs ont succombé à leurs fatigues, montrant
ainsi au monde et faisant doublement sentir par le précepte et
par l'exemple la nécessité des souffrances et du martyre pour
le perfectionnement moral de l'homme et pour son salut.

« Je ne les suivrai pas dans leur long et périlleux voyage »
dit Monseigneur Lavigerie dans sa lettre préface du livre dont
nous avons parlé, « je veux seulement déposer une fleur en
passant, je veux dire une marque de mon souvenir paternel,
sur la tombe du premier martyr de la charité dans cette mission où il sera suivi, où il a déjà été suivi par tant d'autres.
J'écris ces lignes le jour même de la fête de saint Étienne, et
l'Église l'honore d'un culte spécial, précisément parce qu'il a
été son premier martyr. Le Père Pascal, supérieur de la mission du Tanganika, était vraiment la victime désignée. C'était
un saint consommé par l'humilité, la charité, la pureté évangélique, le zèle qui le dévorait. Il est mort comme Moïse,
avant d'entrer sur la terre après laquelle il avait soupiré. C'est
le 18 août 1878, deux mois après avoir quitté Zanzibar, qu'il
a succombé à l'extrémité de l'Ougogo[1], entouré de ses frères,
et faisant à Dieu, pour le salut des pauvres noirs, le sacrifice
de sa vie »...... « C'est dans ces sentiments et à travers
ces épreuves », écrit encore Monseigneur Lavigerie, que les
neuf missionnaires survivants arrivèrent au terme de leur
voyage; ceux qui se rendaient au Tanganika, à la fin de
janvier 1879; ceux qui se sont établis dans l'Ouganda, le 19
juin de la même année. Les premiers avaient mis plus de 10
mois depuis leur départ d'Alger; les seconds *un an, deux
mois et vingt-cinq jours*. Ces chiffres montrent en partie ce
que renferment d'obstacles les missions de l'intérieur de
l'Afrique équatoriale. Ils montrent aussi ce qu'elles demandent
de sacrifices et de ressources, et combien les allocations de

---

(1) Contrée pauvre, sauvage, où l'eau manque souvent (CAMERON).

l'œuvre de la Propagation de la Foi, si considérables qu'elles paraissent à quelques-uns, restent encore au-dessous des besoins. »

Qu'il me soit permis, dans la modeste sphère où la Providence m'a placé, d'apporter à mon tour mon humble et sincère tribut à ces sublimes apôtres de Dieu. Ah! qu'il me serait agréable de leur exprimer le sentiment de profond respect et d'admiration qui demeure au fond de mon âme après avoir lu le récit de leur long et périlleux voyage ; après avoir lu ce livre d'où s'échappent tant d'humilité et un si doux pafum d'abnégation et de charité.

Salut à vous, hommes saints, qui, malgré les dégoûts que les temps actuels imposent au sacerdoce, rêvez de plus durs travaux. Vous fuyez l'éclat ; vous n'aurez pas même l'éclat du sacrifice ; enfermés pour ainsi dire, dans ces pays sauvages, vous y apprenez à y mourir tous les jours. Vous réhabilitez des familles barbares, vous élevez de pauvres enfants et, comme d'obscurs soldats, vous succombez inconnus. Ah! s'il est des degrés dans l'héroïsme, les plus beaux sacrifices sont les plus obscurs, et vous accomplissez le vôtre assurément sans espoir de gloire ici-bas ; mais vous aurez part au prix des âmes, et je ne sais s'il est un lieu dans le monde où l'on en puisse faire une plus large moisson.

CHAPITRE II.

« La traite est un fléau qui désole l'Afrique,
» dégrade l'Europe et outrage l'humanité. »
(Congrès de Vienne 1815.)

Ce ne sera pas un des moindres titres de gloire de la France que d'avoir été l'une des premières nations à combattre l'esclavage. En effet, nous voyons dès 1771, Dupont de Nemours signaler l'esclavage comme un commerce odieux et illicite. Deux ans plus tard, Benezet de Saint-Quentin, « *dans le but d'accroître et de propager l'horreur que lui inspirait l'indigne trafic de la traite* », livrait à la publicité des écrits où il révélait des faits et des détails historiques sur l'esclavage, écrits qui eurent un certain retentissement dans la société policée de son temps. — L'Angleterre alla plus loin dans cet ordre d'idées. En présence de la réaction qui commençait à s'opérer en Europe contre l'esclavage, l'Université de Cambridge proposa, en 1875, un prix destiné à récompenser le meilleur mémoire qui lui serait présenté sur la question de savoir « *s'il était permis de réduire son semblable en esclavage* ». De nombreux écrits affluèrent de toutes parts, tous opinant naturellement pour la négative: le lauréat de l'Université de Cambridge fut Clarkson dont le mémoire ne fut que le prélude, en quelque sorte, de la longue lutte qu'il devait soutenir contre l'esclavage. Peu après, Wilberforce divulgua, à son tour, « *les horribles mystères d'un trafic qui enfante tant de crimes et de misères* ». Il porta sa cause au sein même du Parlement Britannique et il la plaida avec une persévérance et un désintéressement sublimes.

L'élan était donné; le 5 février 1794, la France proclama l'affranchissement des nègres qui peuplaient ses colonies; mais le Consulat crut devoir rétablir l'esclavage. En 1815, le gouvernement de la Restauration abolit la traite que l'Angleterre elle-même avait supprimée dès 1807. Mais cette demi-mesure ne répondait pas aux exigences des peuples civilisés; il fallait en finir avec l'esclavage même; il fut aboli en 1833 dans les Colonies anglaises, et en 1848 dans celles de la France.

En même temps qu'il proclamait par décret du 27 avril 1848, l'abolition de l'esclavage dans nos colonies, le gouvernement provisoire défendait à tout français résidant à l'étranger d'y posséder des esclaves sous peine de perdre sa nationalité (*Article 8 du dit décret*).

L'Angleterre avait, il est vrai, devancé la France dans cette voie; mais ce n'est que dix ans après l'affranchissement des esclaves, qui peuplaient son territoire colonial, que cette nation, par un bill, adopté le 24 août 1843, avait imposé aux sujets Britanniques qui résidaient à l'Étranger certaines dispositions des lois antérieures relatives à l'abolition de la traite, c'est-à-dire tendant au même but que l'article 8 du décret précité.

Obéissant au même sentiment d'humanité, les autres nations Européennes ne tardèrent pas à suivre ces grands exemples, et nous voyons quelques années plus tard, le Portugal, la Hollande, etc., abolir, à leur tour, cette institution barbare dans toutes leurs possessions. L'empereur du Brésil, Dom Pedro lui-même, vient, d'un trait de plume, d'affranchir tous les esclaves noirs de ses États.

D'après ce qui précède, le commerce des esclaves africains avait donc ses débouchés dans les diverses parties du monde, avec des caractères particuliers, et les estimations les plus modérées portent à 150.000 par an le nombre d'esclaves noirs qui étaient arrachés violemment à leurs foyers et exportés, avant l'abolition de la traite, dans les diverses parties du globe : le Brésil à lui seul en absorbait 50 ou 60.000.

Nous ne parlons ici que d'esclaves transportés par les navires négriers dans les pays d'outre-mer ; mais à ce chiffre de 150.000, il convient d'ajouter le nombre des malheureux qui étaient massacrés dans la chasse à l'homme ou qui succombaient de souffrances et de fatigues durant le trajet de l'intérieur à la côte.

Au nord, le commerce des esclaves s'opérait, comme il s'opère encore aujourd'hui, avec plus de persistance même qu'à cette époque, par les caravanes qui emmenaient les noirs dans le Maroc, dans le pays des Touaregs, à Tombouctou et sur la lisière méridionale de la Tunisie, de la Régence de Tripoli, de l'Égypte, etc. — En Algérie même, l'esclavage et la vente des esclaves n'ont été abolis qu'en 1848. La Perse, à son tour, publia pendant la même année, un édit par lequel le Shah abolissait la traite des esclaves par mer ; mais l'on connaît la valeur des engagements des peuples orientaux : compter sur leurs traités, c'est compter sur la foi Punique. Comme la Turquie, cette puissance (la Perse) a été obligée, du moins en apparence, d'accéder aux exigences de la situation et elle a proscrit la traite des esclaves. Notre opinion est que tous les États musulmans : la Turquie, l'Égypte, la Perse, etc., éluderont tant qu'ils le pourront les traités ; ils continueront d'avoir des esclaves et de les remplacer par tous les moyens possibles, ce qui nécessairement constituera un commerce clandestin d'autant plus actif que la difficulté de se procurer des esclaves noirs augmentera.

En Tunisie, le Bey Achmed supprima, vers l'année 1845, l'esclavage aussi bien que la traite, et ce n'est que par fraude qu'il peut arriver des esclaves dans les centres isolés du sud ; mais les traficants de chair humaine sont passés maîtres dans

l'art de la fraude et ils se jouent des lois et de l'autorité.
A Tripoli, comme en Égypte, comme dans tout l'Empire
Ottoman, la traite seule est défendue ; *l'esclavage subsiste*,
ce qui invite et encourage les marchands d'esclaves à la
contrebande, réduite pourtant à d'assez faibles proportions depuis l'ouverture du canal de Suez, et parce que le transport par
mer qui, autrefois amenait à Constantinople de noires recrues
par les ports de Tripoli et d'Alexandrie, est bien sérieuse-
ment interdit. Au sud-est, Mozambique a été un foyer de
traite tant que le Portugal et le Brésil l'ont couverte de
leur pavillon indulgent et intéressé : aujourd'hui elle n'y
est plus qu'un rare *accident* à l'égard duquel le gouvernement français a tenu à honneur, depuis longtemps, de
repousser toute complicité en interdisant même le recrutement d'immigrants dans les parages de Mozambique comme
dans ceux des Comores et de Madagascar.

Nous croyons utile de jeter un coup d'œil rétrospectif et
rapide sur ce criminel commerce de la traite, tel qu'il était
pratiqué par les *négriers*. Comme on le verra, ce triste
tableau était bien fait pour émouvoir les masses et exciter
l'indignation du monde civilisé contre un semblable abus de
la force.

Qu'on se figure des masses d'esclaves, hommes, femmes
et enfants, amenés par bandes de l'intérieur de l'Afrique
jusque sur la côte occidentale, et si le point choisi pour
l'embarquement était, comme cela a presque toujours eu
lieu, — hâtons-nous de le dire pour l'honneur de la France
et de l'Angleterre — bloqué par des bâtiments de guerre (1)

---

(1) L'Angleterre et la France, dès 1815, avaient classé la traite des noirs
dans leur code pénal entre la piraterie et le vol à main armée sur la voie
publique. Mais ces deux grandes puissances durent exercer une surveillance
des plus actives sur les côtes occidentales d'Afrique afin d'empêcher ce criminel trafic et consacrer, à cet effet, des sommes énormes à l'entretien des

chargés d'exercer une croisière active en vue d'empêcher
et de réprimer au besoin ce commerce infâme, on entassait,
en attendant un moment favorable, ces malheureux noirs
dans des baracons où ils demeuraient jusqu'à ce que l'éloi-
gnement des bâtiments de guerre croiseurs permît de les
embarquer. Ces infortunés restaient dans ces baracons
enchaînés deux à deux pendant des semaines et quelquefois
pendant des mois entiers. Un grand nombre d'entr'eux mou-
rait là, cela va sans dire, soit de maladies, soit de privations,
et l'on dit même que, pour n'avoir pas à les nourrir trop
longtemps, leurs barbares ravisseurs en faisaient parfois
un massacre général. Le plus souvent, des milliers de ces
malheureuses créatures mouraient de fatigue, de faim et
de soif dans les marches forcées qu'on leur faisait faire sur
la côte ou dans les chaloupes où ils étaient entassés pour
leur embarquement frauduleux. Il fallait, en effet, que tout
se passât clandestinement: l'achat de la *marchandise*, son
transbordement, son *arrimage*; il importait à tout prix
d'échapper à l'œil des croiseurs et à leur poursuite, et pour
cela rien n'était négligé pour donner aux bâtiments négriers
une grande finesse de forme et surtout une grande puissance
de voilure. On les comparait avec trop de raison, hélas! à
des cercueils flottants, précisément à cause de leurs dimensions allongées. — Il est de fait que les malheureux noirs
qui étaient empaquetés — c'est le mot — dans ces bâtiments
n'y tenaient pas plus de place que s'ils avaient été ensevelis
dans leur cercueil! — Qu'importait après tout, au négrier
que le défaut d'air, de mouvement, de nourriture, que l'infec-

---

croiseurs chargés de fermer le chemin de l'aller et du retour aux navires
fraudeurs qui venaient s'approvisionner d'esclaves dans ces parages. On sait
combien fut longue et pénible cette répression qui ne put s'accomplir sans
un sacrifice plus grand que celui de l'or, c'est-à-dire le sacrifice permanent
d'un grand nombre de braves marins qui succombèrent rongés par les fièvres
pestilentielles des côtes dont ils surveillaient les débouchés.

tion et les miasmes putrides détruisissent la moitié, les deux tiers même de sa cargaison de chair humaine ? le bénéfice réalisé sur les survivants était encore suffisamment rémunérateur !... (1) — Venait donc la traversée avec toutes ses horreurs ! Qu'on s'imagine les souffrances d'hommes qui, couchés presque les uns sur les autres pendant tout un voyage de long cours, sans pouvoir changer de position ni étendre leurs membres; qu'on songe à l'état de santé de ceux qui survivaient à ce barbare traitement et à l'agonie de ceux qui mouraient dans la traversée! Survenait-il un orage, une tempête, on recouvrait l'écoutille d'une toile goudronnée qui, en empêchant l'eau de pénétrer dans l'intérieur du navire, interceptait aussi le passage de l'air. Quand ensuite l'orage se dissipait, et que l'on venait à soulever cette toile, l'odeur effroyable qui s'exhalait de l'entrepont apprenait aux bourreaux qu'une partie de leurs victimes avait péri suffoquée, et que l'autre respirait à peine au milieu des cadavres et des excréments. Alors on faisait la *revue* de la cargaison humaine, et on jetait à la mer, non pas seulement les morts, mais ceux qui, étant trop affaiblis par les souffrances, n'auraient pu se vendre avec profit.

D'après les calculs établis à cette époque, le nombre des noirs qui périssaient pendant la traversée pourrait être évalué

---

(1) Nous trouvons dans un ouvrage de BUXTON, « *De la traite des esclaves* » page 245, le curieux décompte que voici, établissant les *profits* et *pertes* d'un clipper américain qui, il y a une trentaine d'années réussit à jeter en une seule fois, sur les côtes de la Havane, la masse énorme de 850 esclaves, reste de 1.200 qui avaient été chargés dans la baie de *Bernis*, savoir :

850 esclaves à 1.250 Fr. • • l'un .... 1.062.500 Fr.
Achat de 1.200 esclaves à 100 Fr. l'un, ... 120.000 Fr.
Frais de voyage d'après les livres du bord, 65.000 Fr.

TOTAL .... 185.000 Fr.
A déduire .... 185.000 Fr.
Produit net .... 877.500 Fr.

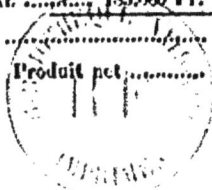

à 25 0/0. — Les marchands de *bois d'ébène*, c'était le nom que se donnaient ces Messieurs, établissaient leurs estimations sur cette base, que si sur trois expéditions une seule réussissait, ils réalisaient encore de beaux bénéfices.

Voyons maintenant comment ces infortunés étaient arrachés à leurs foyers, à leurs familles, puis dirigés sur les navires négriers, leur dernière étape :

Des bandes d'aventuriers arabes, armés de fusils et de sabres s'enfonçaient dans l'intérieur du pays et profitaient habilement des dissensions continuelles qui régnaient et qui règnent encore hélas! entre les nombreuses tribus de ces contrées, offraient aux roitelets nègres une alliance toujours acceptée parce qu'elle assurait la victoire, grâce à la supériorité de l'armement dont ces bandes étaient pourvues.

Le partage des dépouilles était réglé d'avance : aux *roitelets*, le bétail et le butin de l'ennemi, aux *vautours*, les jeunes femmes et les jeunes hommes en toute propriété. Quant aux vieillards et aux enfants, ou pour mieux dire, tous ceux qui n'étaient pas reconnus en état de pouvoir suivre la caravane, c'est-à-dire de marcher pendant de longs mois avant d'arriver à la côte, ils étaient, dès lors, considérés comme non-valeurs et on les massacrait sans pitié. — A la campagne suivante la même bande d'aventuriers, alliée d'une autre peuplade, faisait subir le même sort à ses amis de la veille. Terrible retour des choses d'ici-bas.

Après cela, on viendra nous dire que nous sommes tous frères en ce bas monde. Singuliers frères qui ne cherchent qu'à se nuire, qu'à se tromper et s'entr'égorger; mais j'oubliais que Joseph fut vendu par ses frères et que Caïn et Abel étaient frères aussi!

Mais revenons à notre récit.

Une fois ces malheureux noirs entre les mains de leurs barbares ravisseurs, et afin de rendre la surveillance plus facile et la répression plus efficace, le cas échéant, ceux-ci les groupaient : les hommes avaient le cou pris dans des espèces de fourches ou bien lié à un énorme bambou qu'ils portaient transversalement, comme un joug, sur les épaules. Les femmes avaient les mains liées par des courroies. Inutile de dire que toute tentative d'évasion ou de révolte était immédiatement suivie de l'exécution des *coupables*, comme si les tortures que ces infortunés enduraient pouvaient éveiller en eux d'autre sentiment que celui de la haine et de la vengeance, d'autre désir que celui de recouvrer leur liberté par tous les moyens en leur pouvoir. Les malades et les infirmes qui ne pouvaient suivre la caravane étaient abandonnés à leur triste sort et devenaient bientôt la proie des bêtes fauves.

Monseigneur Lavigerie a donc bien raison de dire que si l'on perdait la trace de ces caravanes, on pourrait la retrouver aux os blanchis, débris humains qu'elles laissent derrière elles.

On sait que l'un des premiers actes du gouvernement de la Restauration avait été d'abolir la traite. Malgré cette prohibition, il est malheureusement incontestable et il est triste pour l'honneur du nom chrétien d'avoir à le constater, il est incontestable, dis-je, que loin d'avoir cessé dès cette époque, l'exploitation de la traite s'est faite dans certains ports de France et notamment à Nantes avec plus d'étendue, plus de facilité et moins de mystère qu'à aucune autre époque, et cet odieux commerce formellement défendu par nos lois, réprouvé par la conscience publique, a prolongé son existence néfaste pendant de longues années encore. Les écrits du temps rapportent qu'à la Bourse, dans les cercles, on entendait parler publiquement de la traite, comme d'une chose toute naturelle, et ceux qui précisément trempaient leurs mains dans ce commerce de honte et de sang ne prenaient pas même la peine de désigner leurs victimes sous

2

les noms consacrés dans leur argot mercantile, de *mulets*, de *ballots*, ou de *bûches de bois d'ébène* : « Monsieur un tel, vous disait-on, a fait un heureux voyage; il a pris un chargement de noirs sur la côte de Guinée; il a été obligé d'en jeter une trentaine à la mer pendant la traversée; mais il en a débarqué tant sur tel point, et il a encore gagné sur la cargaison de retour. » Heureux voyage, en effet, que celui qui, commencé par le vol et par l'incendie, qu'une cruauté homicide accompagnait, se terminait par la vente de victimes humaines exposées sur le marché comme de véritables bêtes de somme !

Dès 1825, un comité puisé dans le sein même de la Société de la Morale Chrétienne s'était formé dans le but d'exciter l'opinion publique de la France contre cet odieux trafic et seconder ainsi l'action du gouvernement et des lois qui réprouvaient également le commerce barbare des hommes. Grâce à sa vigilance, à son dévouement et à ses travaux, ce comité a puissamment contribué à hâter l'abolition effective de la traite.

L'un des membres de ce comité, M⁐ le Baron de Staël, voulut se rendre compte par lui-même de la situation; il se rendit à Nantes à cet effet, et voici la lettre qu'il écrivit à M⁐ le Président de la Société de la Morale Chrétienne, lettre contenant le rapport détaillé de ses investigations et que nous croyons devoir reproduire *in extenso*, car elle trouve ici sa place naturelle, bien que n'ayant qu'un caractère absolument rétrospectif :

« Paris, 5 Décembre 1825.

» La lecture du journal *La Morale Chrétienne*, celle des documents publiés par le Parlement d'Angleterre et les lettres de mes propres correspondants, m'avaient convaincu depuis longtemps de la triste vérité qu'il existe à Nantes quelques négociants avides et cruels qui se livrent à la traite des nègres. Toutefois, je supposais qu'un trafic condamné par nos lois et en abomination à toute âme honnête, ne se poursuivait qu'avec une sorte de réserve, et que les précautions employées par les négriers pour dissimuler leur œuvre d'iniquité pouvaient rendre difficile à l'administration de constater les faits et de réprimer le crime. J'ai voulu connaître la vérité; j'ai été à Nantes, et j'en reviens le cœur navré de douleur et de honte. — Voici ce que je tiens des hommes les plus dignes de foi; voici ce que j'ai vu par moi-même. Si ces détails, que je vous garantis, ne parviennent pas enfin à ouvrir les yeux de l'autorité, du moins j'aurai rempli mon devoir d'homme et de citoyen, protestant hautement que la France n'est pas complice de la sanglante cupidité de quelques misérables.

» Les noms des armateurs qui font la traite ne sont ignorés de personne; les uns figurent déjà sur les rapports de la société africaine, d'autres ne sont pas moins connus. Je pourrais vous citer, sans crainte d'être contredit par un Nantais de bonne foi, tel traficant d'esclaves qui ose prétendre au titre d'ami de la liberté, et qui ne pense pas apparemment y déroger lorsqu'il fonde sur l'esclavage de ses semblables l'espoir de sa honteuse fortune; tel autre qui affecte la dévotion et qui ne craint pas de dire, avec une exécrable hypocrisie, que s'il fait la traite c'est pour convertir les nègres au christianisme (1). Un troisième

_____

(1) Les spéculateurs de la traite des noirs ayant conscience de leur crime et de l'ignominie attachée à cet odieux commerce, se virent nécessairement dans l'obligation de trouver et d'inventer quelques excuses pour pallier un peu l'infamie de leur conduite. Pour eux c'était chose facile. Ils n'imaginèrent rien de mieux que de déclarer que leurs expéditions serviraient à répandre parmi les tribus idolâtres de l'Afrique les principes de la religion chrétienne, et à transporter les habitants de ces contrées dans les colonies pour les convertir à la vraie foi. Ces déclarations n'eurent, comme on le comprend

passe pour particulièrement heureux; il a réussi jusqu'à présent dans toutes ses expéditions : 8.000 Frs. qui lui ont été confiés par un fonctionnaire public en ont produit 16.000, et les 16.000 Frs. en produiront bientôt 32.000.

» Le journal de la *Morale Chrétienne* a signalé quelques-uns des artifices au moyen desquels on élude la surveillance de l'autorité, et la loi évidemment illusoire qui prohibe la traite. Vous avez expliqué comment c'est un prête-nom qui figure sur les rôles d'équipage comme capitaine de navire, tandis que le véritable capitaine s'embarque en qualité de second; vous avez expliqué comment l'on achète des matelots la promesse qu'ils mentiront sur le but de leur voyage, devant le Commissaire de la Marine, apparemment pour s'assurer de leur fidélité par un double parjure. Je dois le dire pourtant à la louange de quelques-uns de ces marins, il en est qui sont revenus de la traite si révoltés des horreurs dont ils ont été témoins, que, moins endurcis que leurs chefs, ils ont déclaré ne pouvoir recommencer pour aucun prix un pareil voyage. Des gens dignes de foi m'ont assuré que les capitaines se procurent, à prix d'argent, les rôles d'équipage en blanc, mais déjà revêtus du timbre de l'administration, en sorte qu'il ne s'agit plus que de les remplir, et de contrefaire la signature du Commissaire des classes, en ajoutant le crime du faux à tous

---

bien, qu'un succès bien éphémère, attendu que la traite par elle-même est en opposition directe avec les principes de la religion chrétienne. Non-seulement la traite n'a pas converti les infidèles au christianisme, mais le plus grand obstacle à leur conversion était dans la traite même. En effet, la haine que les esclaves portaient à leurs ravisseurs et à leurs maîtres, devait naturellement s'étendre à la religion que ces maîtres pratiquaient. Ceci me rappelle la réponse de ce vieux Cacique que les conquérants de l'Amérique mettaient à la torture. Ses bourreaux lui offraient le ciel, s'il consentait à recevoir le baptême de leurs mains. « Trouverai-je des Espagnols dans ce lieu-là? » demanda l'enfant du Nouveau-Monde. « Oui, sans doute » lui dit-on. — « En ce cas, je ne veux point y aller » répondit-il. *(Note de l'Auteur.)*

les autres crimes dont la traite se compose. A-t-on lieu
de croire qu'un bâtiment négrier, à son retour à Nantes,
sera soumis à un examen un peu sévère, les armateurs en
sont promptement informés, et des lettres sont à l'instant
expédiées au capitaine par l'entremise des pilotes côtiers,
pour leur donner l'ordre de changer de route, et de se
rendre soit à Lisbonne, soit plus habituellement à Anvers.

» Le nombre des bâtiments qui sont aujourd'hui employés
à la traite dans le port de Nantes, s'élève au moins à 80 et
ce chiffre tend plutôt à s'accroître qu'à diminuer. La plupart
de ces vaisseaux, admirablement bien construits pour la
marche, sont des bricks, des goëlettes ou des lougres de
petites dimensions. Il en est peu qui excèdent 200 tonneaux;
plusieurs sont à peine de 50 ou 60. C'est que l'on entasse
les malheureux nègres comme des veaux que l'on conduit à
la boucherie, et que l'imagination des négriers s'exerce à
trouver le moyen d'empiler 300 créatures humaines dans un
espace où vingt pourraient à peine respirer librement.
Qu'importe que l'attitude forcée dans laquelle on les enchaîne
devienne le plus atroce des supplices pendant un long voyage
sous le climat des tropiques, qu'importe qu'un sang fétide
découle de leurs membres ulcérés par les fers; qu'importe
qu'il en meure quelques douzaines dans la traversée, si,
malgré ces *avaries*, le reste de la cargaison se vend avec
profit?

» Je n'avance rien qui ne soit de notoriété publique; mais
il est temps que je vous rende compte de ce que j'ai vu de
mes propres yeux. Accompagné d'un marin de ma connais-
sance, j'ai désiré parcourir le port de Nantes et visiter
quelques navires qui eussent fait la traite, ou qui fussent
évidemment destinés à la faire. Le moment n'était pas
favorable, car peu de jours auparavant, environ quinze
bâtiments négriers avaient mis à la voile: on pouvait donc
supposer qu'il n'en restait plus d'autres en rivière, mais c'eût

été mal juger de l'activité de cet exécrable commerce. Je me rendis sur le chantier. Parmi les navires en construction, j'en reconnus quatre que leur coupe signalait de loin pour des négriers. L'un d'eux était presque achevé et venait d'être mis en vente. Je montai sur le pont, et un coup d'œil suffit pour transformer en certitude les soupçons trop légitimes que l'aspect extérieur du bâtiment m'avait inspirés. En effet, la dimension des écoutilles, les mortaises toutes prêtes à recevoir le grillage qui doit le recouvrir, et la plate-forme déjà mise en place à trois pieds et demi au-dessous du pont, ne pouvaient pas laisser l'apparence d'un doute. C'est sur cette plate-forme, c'est dans cet espace de trois à quatre pieds de haut que les malheureux noirs, par centaines, sont arrimés comme des ballots sans qu'on paraisse se proposer d'autres problèmes que d'en faire tenir le plus grand nombre dans le moindre espace possible.

» Mais ce n'est pas seulement sur le chantier que j'ai vu des navires évidemment destinés à la traite. Sept autres bâtiments dont la destination n'était pas plus méconnaissable se trouvaient en rivière. L'un d'eux, bâtiment neuf dont on réparait le doublage, n'était pas encore nommé; trois autres avaient leurs noms effacés; car d'ordinaire les négriers changent de nom après chaque voyage: c'est ainsi l'usage des voleurs et des escrocs. Trois autres enfin portaient leurs noms inscrits sur la poupe. Le dernier, la *Bretonne*, brick-goëlette de 106 tonneaux, est le seul dont je vous entretiendrai parce que je me suis rendu à bord et que je l'ai examiné en détail. Ce navire, qui avait déjà fait un voyage, était en vente. Une cuisine en fer amarrée sur le pont, et dont les dimensions auraient suffi pour un vaisseau de guerre, semblait placée là comme pour indiquer au plus ignorant à quelle espèce de commerce la *Bretonne* était destinée. La plate-forme avait été enlevée pour faire place à la cargaison de retour, mais l'odeur cadavéreuse dont la cale restait encore imprégnée, rappelait les souffrances des malheureux nègres qu'on y avait entassés. Combien d'esclaves peut contenir ce bâtiment? demandai-je au matelot qui était de garde. Cet homme, qui avait lu apparemment dans mes regards le sentiment d'horreur dont mon âme était pénétrée, conçut des soupçons, hésita, et ne me donna qu'une réponse évasive. Combien, reprit la personne qui m'accompagnait, deux cent cinquante, n'est-ce pas, ou environ? Plutôt davantage que moins, répartit alors ce matelot entraîné par la force de l'habitude. Plus de 250 esclaves sur un navire de 100 tonneaux!!!

» Ce n'est pas tout. Il faut des fers pour se rendre maîtres de tant de victimes, et des fers auprès desquels les chaînes de nos galériens sont des guirlandes de roses. Il faut des entraves pour leurs jambes; il faut des tringles pour lier ensemble et pour tenir immobile toute une rangée d'esclaves; il faut des menottes pour serrer leurs poignets; il faut des poucettes pour mettre à la gêne ceux qui ont un sentiment trop énergique de la cruauté de leurs bourreaux. J'avais vu les dessins de ces instruments de torture; je devais croire qu'il s'en fabriquait à Nantes; je voulus en avoir la preuve: ce ne fut pas difficile. Mon compagnon entra dans la première boutique de forgeron que nous rencontrâmes sur la Fosse, et, après quelques pourparlers avec le maître ouvrier, on le conduisit à un entre-sol où il vit entassés par centaines les fers qui faisaient l'objet de ma recherche. Ce fut dans cet arsenal du crime qu'il choisit au hasard les menottes et les poucettes que je vous prie de déposer sur votre bureau, comme une preuve entre mille de l'impudeur inouïe avec laquelle la traite se fait à Nantes.

» Tous ces faits sont de notoriété publique, il n'est pas de voyageur qui ne puisse les vérifier aussi bien que moi. Est-il croyable que les agents du Gouvernement soient les seuls qui les ignorent? C'est ce que je n'ai point à examiner ici. Ou la loi est insuffisante, ou ceux à qui l'exécution en est confiée manquent à leur devoir: voilà ce que personne aujourd'hui ne saurait révoquer en doute. Mais j'ai la ferme conviction que dès l'instant où le Gouvernement adoptera des mesures plus efficaces, la traite sera supprimée sans la moindre difficulté. — Hâtons-nous de le dire: si le trafic des noirs n'est pas encore couvert de toute la haine et de tout le mépris qui en sont le juste salaire, du moins il n'a pas, même à Nantes, poussé de profondes racines parmi nous. Deux des maisons qui s'y livrent avec l'avidité la plus notoire sont d'origine étrangère, et tous les négociants honorables rougiraient d'y prendre la moindre part ».

Quelque douloureux que soit le récit que nous venons de transcrire, une pensée consolante nous vient, c'est qu'il ne reste plu? de ces attentats odieux que le triste souvenir, et que, s'il est certain que des hommes avides et cruels, en violation des lois et des principes les plus sacrés de la religion, de la morale et de l'humanité, se sont livrés à la traite avec tout l'aveuglement d'une cupidité effrénée, il n'en est pas moins avéré que le Gouvernement Français a pris les mesures les plus énergiques pour la réprimer, et si tous les efforts tentés jusqu'à ce jour par les nations européennes pour arracher ces malheureuses populations à l'oppression qui pèse sur elles depuis tant de siècles n'ont point complètement réussi, on reconnaîtra du moins que les résultats obtenus sont considérables: la traite par mer peut être regardée comme finie sans retour, au moins sur la côte occidentale d'Afrique, puisqu'elle n'a plus aucun débouché dans les pays chrétiens et nos relations avec le centre de ce continent s'établissent de plus en plus.

Ce mémorable exemple dans la question de la suppression de la traite par mer, nous fournit l'occasion de déclarer que contre cet odieux trafic, la voix des chrétiens fut, comme nous le voyons encore aujourd'hui, la première à s'élever, et elle ne cessa point de se faire entendre malgré d'injurieuses et menaçantes clameurs jusqu'à ce qu'elle eût gagné sa noble cause. Pendant l'espace de plus d'un demi-siècle, au milieu de perpétuelles vicissitudes et de changements inouïs dans les annales des peuples, tandis que tout se bouleversait autour d'eux, que la France créait dix constitutions et que l'Europe entière était remuée jusque dans ses entrailles, les serviteurs de Dieu demeurèrent inébranlables dans la question d'humanité qu'ils soutenaient, et leur persévérance fut couronnée enfin d'une victoire éclatante.

Mais en anéantissant le criminel trafic de la traite par mer, l'Europe, selon nous, n'aurait rempli que la moitié de sa tâche. Le progrès du genre humain consiste dans la protection des races inférieures par les races supérieures, à les arracher à leur isolement farouche, à l'asservissement, à l'oppression qui les dégradent; en un mot, travailler à leur perfectionnement moral. Les diverses variétés humaines, depuis la plus humble jusqu'à la plus élevée, forment une série unique dont les degrés doivent, comme les touches d'un clavier, s'entr'aider et concourir à une harmonie d'ensemble.

L'Europe, enfin, doit assurer à cette malheureuse race de Cham le premier des droits de l'homme, droit imprescriptible: la liberté. Elle doit prendre les mesures propres à achever le grand ouvrage de l'émancipation, conséquence de ce grand principe humanitaire, que nous sommes tous égaux devant Dieu; que nous avons tous la même espérance de salut et le même Rédempteur.

CHAPITRE III.

« Dans les horreurs de la traite, il y a quelque
» chose qui dépasse l'imagination ». (Pitt)

Si l'émancipation des esclaves par les puissances chrétiennes
a mis fin à la traite qui se faisait par les navires européens,
et ce courant, avons-nous dit dans le précédent chapitre,
peut être considéré comme éteint sans retour, il n'en est
malheureusement pas de même du courant musulman qui, par
le fait même de l'extinction de la traite par mer, tend plutôt
à augmenter qu'à diminuer, car on transporte ou pour mieux
dire on expédie par terre la partie des esclaves qui trouvait
un débouché assuré à la côte occidentale, et c'est la société
musulmane qui reçoit ces esclaves.

On sait que l'esclavage est formellement autorisé chez les
peuples musulmans par la loi religieuse (le Coran) qui pour
eux est toute la loi. Les sectateurs de Mahomet, ceux surtout
appartenant à une classe élevée, veulent à tout prix avoir des
esclaves; la polygamie leur en fait, en quelque sorte, une
nécessité, car la pluralité des femmes légitimes et illégitimes
étant admise, ils trouvent dans le trafic de la traite, dans la
grande facilité d'acheter des esclaves, un choix de jeunes
femmes noires destinées à peupler leurs harems ou à combler
les vides qui s'y produisent; il faut aussi à ces barbares
despotes des eunuques [1], et l'esclavage sera toujours le
meilleur pourvoyeur de leur ombrageuse prévoyance.

---

[1] Les eunuques sont d'autant plus recherchés et atteignent un prix d'autant
plus élevé que l'on perd souvent 80 o/o d'enfants opérés. On rapporte qu'en

Depuis que la Russie a formellement défendu la traite des Géorgiennes et des Circassiennes, les belles esclaves blanches sont devenues fort rares, dans les harems principalement; mais les Beys, Pachas, etc., s'en dédommagent en recrutant des jeunes négresses et surtout des Abyssines qui sont admirablement bien faites.

Le nombre de femmes légitimes que tout musulman peut épouser est fixé à 4. Beaucoup s'en tiennent à une seule, soit qu'ils désirent *la tranquillité de leur ménage*, soit que leur situation de fortune ne leur permette pas d'en entretenir un plus grand nombre; ceux au contraire auxquels les 4 épouses légitimes permises par le Coran ne suffisent pas, ne se font aucun scrupule d'éluder le code religieux en prenant des esclaves.

Indolents, capricieux et fantastiques pour ne rien dire de plus, les musulmans exigent de ceux qui les servent une obéissance poussée jusqu'à un degré d'abnégation qu'on ne saurait attendre d'un serviteur de condition libre. L'on comprendra, dès lors, que l'esclavage répond à leurs exigences et à leurs besoins.

Il y a plus, les gouvernements Turc et Égyptien retirent du commerce des esclaves des profits tels qu'il est à peu près impossible de prévoir l'époque à laquelle prendra fin ce honteux trafic, si conforme cependant avec leurs mœurs et leurs inté-

---

chirurgien européen a acquis dans cette industrie, il n'y a pas bien longtemps, une réputation sans rivale et une fortune énorme. Il réussissait, dit-on, un sujet sur dix !!! — (DE LA NOË — *Le Niger*).

Les eunuques blancs sont très rares aujourd'hui ; leur commerce est nécessairement défendu. — Tous les eunuques actuels sont nègres, et leur nombre, quoique considérable, tend peut-être aussi à diminuer. Les enfants qui ne résistent pas à l'opération sont très nombreux, et c'est ce qui, avec les quelques difficultés administratives que rencontrent les marchands d'esclaves, difficultés plus apparentes que réelles, maintient leur prix à un chiffre assez élevé. — (R. LACOCK — « *L'Égypte* »).

rêts, trafic qu'ils favorisent et favoriseront toujours en sous-main.

Il ne faut donc pas s'étonner si l'esclavage, triomphant de tous les efforts des puissances chrétiennes, persiste au Caire, à Constantinople, à Damas, à La Mecque, à Bagdad, etc., etc., et malgré les engagements pris par l'Egypte en particulier, conformément aux obligations qui lui ont été imposées, cette vassale de la Turquie restera toujours la plus grande pourvoyeuse d'esclaves de l'Empire Ottoman.

On nous avait fait croire aussi qu'après la guerre de Crimée le commerce des esclaves avait été supprimé; cependant nous l'avons vu et le constatons encore. — Nous avons donc fait le sacrifice de tant de noble sang et de tant de millions pour appuyer l'indépendance d'un peuple dont l'administration et les lois continuent à être un fléau pour l'humanité.

Il est à remarquer néanmoins que l'esclavage parmi les Arabes est plus doux, si je puis m'exprimer ainsi, que chez les Turcs par exemple : les hommes y sont rangés dans la classe des serviteurs et les femmes peuvent espérer être comprises au nombre des épouses du maître [1]. La durée de l'esclavage est d'ailleurs limitée par certaines circonstances de la vie : lors de la naissance d'un fils, par exemple, le mariage d'une fille, etc. La mort du maître est souvent suivie de l'émancipation des esclaves [2].

---

[1] En effet, le prophète a dit : « Il vous est défendu d'épouser des femmes mariées, excepté celles qui seraient tombées entre vos mains comme esclaves.» — (*Coran* — Chap. IV, verset 28).

« Celui qui ne sera pas assez riche pour épouser des femmes honnêtes et croyantes, prendra des esclaves croyantes. » (*Idem* — verset 29).

Le prophète a dit aussi : « vos femmes sont vos vêtements » (Chap. 2, verset 183). — Si cela pouvait être vrai, hélas! les Arabes ne changeraient pas si souvent de femmes. — On sait, en effet, que le mariage chez les musulmans n'est qu'un accouplement. Le Coran à la main, le croyant peut changer de femme à volonté !..

[2] L'esclavage est tellement dans les mœurs mahométanes qu'il n'est pas

La source où les marchands d'esclaves pour le compte des pays musulmans ont toujours puisé, où ils puisent encore, est l'Afrique, dont les habitants, parce qu'ils sont noirs de teint, sont condamnés au dire de leurs oppresseurs à une éternelle servitude. Les peuplades de ces contrées sauvages ne sont occupées qu'à une seule chose : la guerre ; c'est à qui ornera sa case d'un plus grand nombre de dépouilles et qui fera un plus grand nombre de prisonniers qu'on massacre pour la plus grande gloire des idoles [1] quand l'occasion de les vendre ne se

---

une famille un peu riche où ne se trouvent des esclaves en grand nombre. On le dit doux en Orient, et c'est vrai : il l'est autant que peut l'être cet état de choses. L'esclave fait presque partie de la famille et est souvent mieux traité que les domestiques à gages; mais cela ne l'empêche pas d'être soumis au caprice de son maître, condamné au célibat, s'il lui plaît, ou à la prostitution, si cela lui fait plaisir, de pouvoir être séparé de ses enfants et de sa femme, vendu et bâtonné sans que personne ait rien à y voir. Enfin rien ne peut faire absoudre son origine ni les atrocités que nécessite la traite. Ces malheureux enfants volés brusquement à leur mère, tremblants devant des hommes qui parlent une langue inconnue et qui emploient pour les dompter ces deux moyens simultanés, les coups de bâton et la faim, frappés de toutes ces peines épouvantables, en restent souvent fous ou hébétés. C'est le principal vice rédhibitoire qui puisse faire résilier un marché. — (R. Lacour — « L'Égypte »).

(1) J'allais me croire transporté à trois mille ans en arrière et sur les rives du Nil, lorsque d'horribles objets de répulsion et de dégoût me rappelèrent au sentiment de la réalité.

Autour du palanquin royal se tenaient les bourreaux du roi nègre, portant des billots recouverts d'une couche livide de sang et de graisse, témoignant de l'horrible tribut payé à ces sièges de mort par des centaines, des milliers peut-être de victimes humaines immolées par la hache. Là, je vis aussi cet énorme tambour, dit de la mort, qui ne résonne que lorsque tombe une tête, et dont le sourd mugissement suffit pour causer un frissonnement d'horreur. Il était, à la lettre, surchargé de caillots d'un sang desséché, et décoré de machoires et de crânes humains.

« .... Nul Achentien n'ignore le langage de cet instrument barbare; il les avertit du moment d'un supplice comme s'ils en étaient témoins de leurs yeux. Un jour où le roi accomplissait un de ces rites atroces en l'honneur d'un de ses frères défunt, afin de rendre ses mânes favorables aux idoles, je me trouvais dans un quartier de la ville assez éloigné, causant avec mon interprète, lorsque celui-ci, habitué à distinguer les différentes batteries du fatal instrument, me dit tout à coup: Chut! entendez-vous le tambour? on vient de sacrifier un homme, et le tambour dit: Roi, je l'ai tué! » — (Th. Freeman — Relation d'un voyage en Achenty, 1839).

présente pas. L'asservissement d'un voisin plus faible a toujours été d'ailleurs le mobile des continuels conflits qui ensanglantent ces populations barbares, et si toutes ne rangent pas précisément la chair humaine dans leurs aliments, on sait qu'il existe dans l'intérieur de l'Afrique certaines tribus de cannibales qui ne se font pas faute de manger celles des victimes qui tombent entre leurs mains.

L'Afrique a toujours été, en effet, le théâtre du crime et du meurtre. La société y a perdu sa simplicité primitive sans acquérir aucune idée d'ordre, de morale ou de civilisation. La fraude et la violence ont force de loi et l'homme y tremble constamment devant l'homme. La superstition, la tyrannie, l'anarchie et les intérêts opposés d'une foule de petits États entretiennent une guerre presque perpétuelle dans les contrées de l'intérieur.

Depuis les temps les plus reculés, l'esclavage en Afrique fait partie du système social. Aussi le trouve-t-on chez toutes les tribus, consacré par une tradition constante et par la résignation même de ses victimes. Ceci est tellement exact que lorsque le nègre passe des mains de ses premiers oppresseurs entre celles des marchands d'esclaves arabes, ce n'est pour lui qu'une transformation de la captivité, et il finit par s'attacher à la condition qui lui est faite : la liberté pour lui n'a plus d'attrait et elle ne lui paraît pas un bien très enviable. Il prétend même que le chien sans maître est toujours maigre !

Mais réduit à son vrai et primitif caractère, celui d'une chance dans les combats, l'esclavage n'est qu'une sorte de domesticité forcée, qui, dans les sociétés inférieures, ne fait pas à l'esclave un sort bien différent de celui de la femme, de l'enfant, de tous les êtres faibles, condamnés aux travaux pénibles par le grossier et oisif égoïsme de l'homme. Chez le peuple arabe, par exemple, la femme est astreinte à un rôle des plus serviles et des plus abjects. Quoi qu'il en soit, plus l'infortune est grande, plus l'oppression est modérée. L'iniquité n'engendre d'abominables violences que lorsque la possession des esclaves se transforme en un fructueux et criminel commerce. Or, la chasse à l'homme n'a lieu avec tant d'acharnement, de persistance et de barbarie entre les tribus de l'intérieur de l'Afrique, que parce qu'elles y sont excitées, poussées par la cupidité des marchands d'hommes eux-mêmes qui, pour dissimuler leur honteux trafic, pénétrent dans ces contrées sous le prétexte de la chasse à l'autruche et à l'éléphant; mais on sait que leur véritable mobile est de se procurer des hommes, des femmes et des enfants qu'ils dirigent ensuite en caravanes sur les différents marchés de l'Orient [1].

L'esclavage continue donc son œuvre impie et barbare dans l'intérieur de l'Afrique, le sombre continent, comme l'appelle Stanley, et l'une des principales causes de cette calamité est la guerre acharnée que se font entre elles ces malheureuses populations. Les courtiers en chair humaine le savent et ils exploitent à leur profit ces conflits sanglants en les excitant; ils y prennent part même fréquemment, en ayant soin, toutefois, de n'offrir leur alliance qu'au parti le plus fort. — C'est ainsi que vont les choses!

On peut donc affirmer que c'est aux provocations suscitées par les marchands d'hommes musulmans qu'est dû l'état de guerre des peuplades de l'intérieur de l'Afrique, bien plus qu'à aucune disposition ou passion particulières des indigènes pour les batailles.

---

(1) Afin de tirer le meilleur parti possible de leurs opérations, les marchands d'esclaves savent approprier le commerce d'ivoire et le commerce de chair humaine. A cet effet, ils ont pour coutume de mettre une défense d'éléphant sur le dos de chaque esclave, de conduire ainsi au marché, comme une bête de somme, l'homme et le fardeau et de les vendre l'un et l'autre du même coup. — (STANLEY — « Comment j'ai trouvé Livingston »).

Il existe aussi dans l'intérieur de l'Afrique certaines bandes d'aventuriers qui se recrutent parmi les tribus les plus turbulentes et s'organisent en vue de la chasse à l'homme. Ces bandits, connus sous le nom de *Rouga-Rouga*, répandent dans le pays une frayeur telle, qu'aucun chef n'ose leur résister; ils sèment le meurtre et l'incendie sur leur passage et jettent l'épouvante parmi les habitants. Ils poussent leurs pointes jusque dans les contrées les plus reculées et sont les principaux pourvoyeurs des marchands d'esclaves dont nous avons parlé.

Nous exposerons dans un chapitre spécial qui complètera cette modeste notice, à quelles horreurs sont actuellement en proie les malheureux noirs de la part de ces hommes féroces.

Au nombre des causes qui amènent l'esclavage parmi les Africains, il faut aussi compter la famine. On a vu des habitants se vendre eux-mêmes pour obtenir des aliments, et d'autres vendre leurs enfants pour la même raison. Quant à cette espèce d'esclavage ou plutôt d'esclaves, peu de mots suffiront. Bien que la famine produise le déplorable effet de briser toutes les affections naturelles, tous les liens de famille, cependant si nous en croyons les explorateurs de ces contrées, et entre autres le célèbre Livingston qui, dans l'Afrique australe, a dépassé la limite des régions qu'atteignent les marchands d'esclaves eux-mêmes, c'est à la fréquence des incursions des *Rouga-Rouga* dont ces malheureuses tribus sont victimes qu'il faut en attribuer la cause première. En effet, l'Africain, qui n'a aucune sécurité pour sa personne, n'est pas disposé à cultiver plus de terrain qu'il ne lui en faut pour sa subsistance. Il ignore lorsqu'il confie ses substances à la terre, s'il sera encore dans son pays pour recueillir le fruit de ses travaux. Il a donc peur d'avoir travaillé inutilement. De plus, les expéditions soudaines et meurtrières dont il est victime, entraînent la destruction non-seulement des villages attaqués, mais encore des champs de riz qui en dépendent; de sorte que les malheureux habitants qui, en fuyant dans les bois, ont pu échapper à l'esclavage et à la mort, ne trouvent plus rien pour se nourrir à leur retour.

En un mot, une grande partie du continent africain n'est qu'un champ de carnage et de désolation, où les habitants se déchirent entre eux, un théâtre de fraude, de pillage, d'oppression et de sang! — Faut-il s'étonner, par suite, de voir ces malheureuses populations si peu avancées dans la carrière de l'industrie et de la civilisation?

Il y a en France, et la presse le veut ainsi, de grands faiseurs de phrases qui se proclament les amis de l'indépendance des peuples. Ces braves champions de la liberté viennent nous dire: « Allons donc! Y a-t-il un peuple en Afrique? Il y a des agglomérations d'individus, des barbares, des quantités négligeables, etc. etc.... »

Peuplades, tribus, hordes de barbares, soit. Mais s'il n'y a pas un peuple dans l'intérieur de l'Afrique, il y a, pensez-y, des hommes, des êtres ayant comme nous un cœur, et ce que ne pourront jamais leur ravir leurs tyrans, une âme; il y a, dis-je, des êtres qui, comme nous, ressentent la douleur, la joie, le bonheur [1].

Ces êtres-là sont nos frères en Dieu; ils souffrent mille peines; la plupart d'entre eux sont enchaînés comme les derniers des criminels, leur sang coule sous les barbares coups de leurs oppresseurs; ils sont arrachés violemment

---

[1] M' Baikie, l'un des trois commissaires délégués de l'Amirauté d'Angleterre dans le voyage d'exploration du Niger en 1854, émet les réflexions suivantes dans la relation de son voyage : .... « Enfin, aux philanthropes, » je parlerai de cette foule d'êtres humains, dont ils doivent s'occuper, » qui sont organisés comme nous, qui ont les mêmes affections, les mêmes » désirs, les mêmes besoins, mais qui, moins favorisés que les habitants de » nos heureux climats, sont depuis des siècles la proie des erreurs d'une » rude oppression et de passions sauvages. » (« LE NIGER » — page 607).

3

de leurs pays par d'autres hommes plus barbares qu'eux assurément, puis traînés en esclavage dans des contrées lointaines.

On nous dira aussi que les populations de l'intérieur de l'Afrique sont les plus arriérées dans la voie du progrès et de la civilisation et que cela tient à leur nature barbare et rebelle. A cela nous répondrons que les habitants indigènes de certains continents du Pacifique et de l'Archipel indien, par exemple, sont dans un état de civilisation et dans un degré de barbarie plus profond encore. J'ajouterai que, plus un peuple est plongé dans les ténèbres, plus ses malheurs sont grands, plus grands aussi sont les devoirs que la Providence et la civilisation nous imposent, à nous, peuples chrétiens, pour améliorer son sort et lui apporter nos lumières.

Mais, dira-t-on, ce n'est pas des peuplades des continents du Pacifique et d'ailleurs qu'on entend parler. On compare seulement les progrès de la civilisation en Afrique avec ces mêmes progrès en Europe. A la bonne heure, nous prenons acte de cette concession et c'est à ces dernières limites que nous réduirons nos réfutations. Mais avant de répondre, qu'on me permette de faire les deux questions suivantes :

1° A quoi les Européens doivent-ils leurs lumières et leur civilisation ?

2° Les Africains, c'est-à-dire les peuples dont nous nous occupons, ont-ils été favorisés par les mêmes circonstances ?

Il n'est pas nécessaire, pour résoudre ces questions, de savoir par quels moyens la première nation civilisée s'est élevée à cet état de supériorité sur les autres. Il nous suffit d'établir comme un fait certain, en nous appuyant de l'autorité de l'histoire, que les nations barbares ont dû leurs lumières moins à leurs progrès intérieurs et graduels qu'à leurs communications avec des peuples déjà mieux éclairés. Sous ce rapport, nous estimons que les conquérants ont souvent été un bienfait pour les pays conquis : le commerce a souvent eu des résultats également heureux en introduisant dans les contrées encore barbares les marchands et les citoyens d'une nation civilisée, en tant que ces communications ont eu pour base la justice et l'avantage mutuel des peuples. L'Egypte dont les habitants, au rapport d'Hérodote, avaient l'épiderme noir et les cheveux crépus [1], l'Egypte a été la mère et la première patrie des connaissances humaines. C'est de l'Egypte que l'art de l'écriture et les éléments des sciences furent importés dans la Grèce, qui était, à cette époque, beaucoup plus barbare que n'est aujourd'hui l'Afrique, car l'histoire rapporte que ses habitants se nourrissaient de glands et ignoraient l'usage du feu [2], d'où nous pouvons conclure qu'ils ne savaient ni cultiver la terre, ni préparer leur nourriture. La Grèce, disciple de l'Egypte, favorisée par des circonstances heureuses, éleva bientôt l'intelligence humaine à la plus sublime hauteur; de la Grèce la civilisation passa à Rome, et cette maîtresse du monde répandit sur l'univers conquis par ses armes, les connaissances qu'elle avait reçues dans les lettres, les arts et les sciences. C'est à elle que la France, l'Espagne et l'Allemagne doivent une partie des lumières dont elles jouissent aujourd'hui et qu'elles ont à leur tour communiquées aux autres peuples.

Cependant, au milieu de tous ces grands mouvements de la civilisation universelle, quels avantages l'Afrique a-t-elle retirés? Quels conquérants ont importé chez elle le bienfait des lumières? Les Romains, il est vrai, ont possédé des colonies sur le continent africain; mais ils ne s'étaient rendus maîtres que des côtes de la Méditerranée: la Mauritanie Césarienne (l'Algérie actuelle) et la Mauritanie Tingitane (le Maroc). Quant à l'intérieur de ce continent, il leur était aussi inconnu que le Nouveau-Monde qui, alors, n'était pas encore découvert.

---

(1) Hérodote (Euterpe, chap. VII). — (2) Ibid.

Un océan de sable couvrant l'espace de 300 lieues du sud au nord et de plus du double de l'est à l'ouest, interdisait toute communication avec les populations de l'intérieur [1]. Il est vrai encore qu'au cinquième siècle de notre ère, les sectateurs de Mahomet envahirent et occupèrent les provinces africaines qui faisaient partie de l'empire romain, et que par suite, quelques-unes de leurs tribus pénétrèrent dans le centre de l'Afrique; mais quelles relations ont-ils eues avec les contrées de l'intérieur? Quels bienfaits pouvaient retirer les Africains de ces conquérants insolents et féroces, pour qui l'intolérance et le fanatisme étaient des dogmes, plongés eux-mêmes dans l'ignorance et la barbarie et implacables ennemis de la science et de tous les progrès intellectuels et moraux?

L'époque n'est pas encore bien éloignée de nous où ces mêmes hommes dont une mer étroite nous séparait, faisaient à leur aise ce qu'il leur plaisait; ils insultaient et mettaient à mort nos consuls [2]; ils écumaient la mer, pillaient les proprié-

---

(1) Il est démontré aujourd'hui que le projet d'établir des relations commerciales suivies entre l'Algérie et les vastes contrées du continent africain ne repose sur aucune considération sérieuse, et que cette phrase stéréotypée « que le Sénégal et l'Algérie doivent se donner la main par dessus le Sahara » n'a aucun sens. Il y aura toujours entre le littoral méditerranéen de l'Afrique septentrionale et le Soudan les méfiances du fanatisme musulman, les appréhensions pol.'iques des populations sahariennes et surtout 800 lieues d'immensité, de solitude, d'aridité, de néant, qu'on ne peut traverser qu'avec des fatigues inouïes, de longs mois de marche et de souffrances, et au milieu de graves périls toujours renaissants. Il est enfin démontré qu'on a singulièrement exagéré le trafic de l'Afrique centrale et ses immenses ressources, et que les milliers de chameaux chargés de poudre d'or, d'ivoire, d'essences précieuses, n'existent que dans les rêves de brillantes imaginations qui, à propos du Sahara et du Soudan, continuent les contes des Mille et une Nuits.

(E. WATBLED, Sous-Archiviste du Sénat — « Les relations de l'Algérie avec l'Afrique centrale »).

Monseigneur l'Archevéque d'Alger a reconnu lui-même toutes les difficultés de communication devant lesquelles, d'ailleurs, tous les explorateurs qui ont tenté d'ouvrir à l'Algérie les routes du désert et du Soudan ont échoué; et ce n'est pas sans des motifs d'ordre supérieur que Son Eminence a choisi, en 1878, pour l'installation de ses missionnaires, deux points de l'Afrique équatoriale accessibles seulement par la côte de Zanzibar.

(2) On sait l'injure sanglante qui fut faite à la France sur la personne de

tés de nos commerçants, renversaient les établissements
élevés à grands frais par la France sur certains points du
littoral algérien, notamment à La Calle; emmenaient nos
marins à l'esclavage (ici le mot doit être pris dans toute la
rigueur de son expression) et leur faisaient endurer tous les
tourments. Sur cette longue étendue de côtes qui s'étendait du
Maroc à Scuttari, embrassant plus de 1500 lieues dans son
vaste contour, ils entassaient sans but utile, dans leurs bagnes
et dans leurs harems, des blancs comme nous, chrétiens comme
nous; ils les assujettissaient aux travaux les plus rudes et les
plus abjects, et, le dirai-je? ils les faisaient servir à leurs
infâmes plaisirs; et non contents de les priver de leur liberté,
ils les privaient de leur caractère d'hommes; ils les faisaient
abjurer leur religion, partant de cet audacieux principe puisé
dans un des versets de leur Coran: « Tu poursuivras l'infidèle
jusqu'à ce qu'il ait accepté le livre ou payé le tribut [1] ».

Mais toutes les horreurs accumulées par les sectateurs de
Mahomet ne devaient pas rester indéfiniment impunies. Tout
le monde connaît cette glorieuse expédition par laquelle la

son représentant par le dernier chef de la milice d'Alger. Le Dey Hussein,
mettant le comble à d'anciens outrages souvent punis, mais toujours renou-
velés, frappa de son éventail notre consul, M. Delval, au moment où celui-ci
lui faisait une communication de son gouvernement (1827).

Pour remonter plus haut, en 1688, à la suite du bombardement d'Alger par
le maréchal d'Estrées, les Algériens attachèrent à la bouche d'un de leurs
canons qui se trouvait alors placé sous la deuxième voûte de l'Amirauté
actuelle, le Père Letacher (Consul de France), dont les membres mutilés
vinrent tomber sur les bâtiments français qui se trouvaient dans l'avant-port.

(1) Nous trouvons dans un ouvrage contenant la relation du voyage accom-
pli par mer en Algérie et en Orient pendant les années 1550 et 1551, par le
sieur d'Aramont, ambassadeur du Roi, les passages suivants qui trouvent ici
leur place naturelle:

«..... Les Turcs et Maures en Alger sont gens forts méchants, tous adon-
néz à paillardise, sodomie, larrecins et tous autres vices détestables ne vivans
que de courses, rapines et pilleries qu'ils font sur la mer et isles circonvoi-
sines: et avec leur art piratique ameinent journellement en Alger un nombre
incroyable de pauvres chrestiens qu'ils vendent aux Maures et autres marchands
barbares pour esclaves: qui puis les transportent et revendent où bon leur
semble: ou bien à coups de baston les employent et contraignent au labou-

France, au nom de toute la chrétienté, vint elle-même planter son drapeau triomphant sur les murs d'Alger, du haut desquels une population de forbans insultait à tous les droits de la nature et de l'humanité, et affranchir à jamais l'Europe entière du triple fléau que le monde civilisé s'indignait d'endurer encore: la piraterie, l'esclavage des prisonniers et les tributs honteux qu'un peuple barbare lui imposait depuis plus de trois cents ans! [1].

Enfin, quels avantages l'Afrique a-t-elle retirés de son commerce avec des nations plus éclairées qu'elle? Elle n'en a retiré aucun. Il est vrai qu'elle a eu des relations qu'on a appelées commerciales avec des hommes qui, non-seulement appartenaient à des nations civilisées, mais encore se donnaient le nom de chrétiens; mais qu'étaient ces hommes? Des négriers, c'est-à-dire des scélérats qui auraient encouru la peine capitale s'ils avaient fait en Europe ce qu'ils faisaient en Afrique, car la France, l'Angleterre et d'autres nations européennes, avons-nous dit dans le précédent chapitre, avaient

---

rage des champs et tous autres vils et abjects mestiers et servitude presque intolérable. Pourquoi ne se fault esmerveiller, si ces pouvres esclaves chrestiens ne faisoient scrupule ne nous mettre tous en danger, pour eux mettre en liberté »......

« Après avoir parlé suffisamment des mosquées, etc. qui sont en Alger, je ne veux oblier à descrire le lieu appelé Bezestan. Là se vendent au plus offrant et dernier enchérisseur infinis pouvres esclaves chrétiens de tous aages et de tous sexes, en la propre manière qu'on y vend les chevaux; car ceux qui les marchandent et qui désirent en achepter quelques uns, les regardent aux yeux, aux dents, et par toutes les parties du corps: voir les font despouiller tous nuds et les voyent cheminer, afin de pouvoir mieux cognoitre les défaults qu'ils pourraient avoir de nature ou imperfection de leur personne qui est chose à veoir très-pitoyable et lamentable. Je y ai veu despouiller et visiter trois fois, en moins d'une heure, à l'un des coings du Bezestan, une fille européenne âgée de treize à quatorze ans médiocrement belle, laquelle enfin fut vendue et délivrée à un vieil Turc marchand, pour le prix de trente-quatre ducats.....»

(1) Voir pour plus amples détails mes deux ouvrages intitulés : « *Monographie de la Marine française en Algérie* » et « *La Marine de la Régence d'Alger avant la conquête* ». — (Paris — Berger-Levrault, éditeurs).

assimilé la traite à la piraterie et au vol à main armée sur la
voie publique; en un mot, c'étaient des monstres et non des
hommes. Comment ces êtres, la honte de l'humanité, auraient-
ils communiqué quelques bienfaits à ces malheureuses
contrées? Supposons une bande d'assassins et de pirates
abordant dans une île, et par leur coupable adresse engageant
les habitants à se détruire les uns les autres, armant l'homme
contre l'homme, amis contre amis, parents contre parents,
dénaturant les bonnes institutions qu'ils trouveraient établies
pour les changer en instruments d'injustice et de corruption;
je le demande, les progrès que cette île aurait pu faire dans
la civilisation, ne seront-ils pas bientôt arrêtés, et pour peu
que ces monstres continuent de répandre leur funeste influence,
n'en résultera-t-il pas bientôt un mouvement rétrograde? Telle
a été la destinée de l'Afrique; à quelque page qu'on ouvre ses
sinistres annales, une lueur de feu les éclaire ou c'est une
nuit profonde du sein de laquelle sortent par intervalles
d'effroyables clameurs et d'inconsolables gémissements!
Pauvre Afrique! ses rapports avec les négriers n'ont eu pour
résultat qu'un avilissement moral et intellectuel, et si l'effet
de ces rapports a été non de répandre les lumières mais de les
éteindre, non d'améliorer la condition de ce continent mais de
la rendre pire, comment peut-on exiger que ses habitants
soient plus éclairés qu'ils ne le sont et plus avancés dans la
voie du progrès et de la civilisation? Hélas! ils ont fait dans
la vie civile tous les progrès que pouvaient leur permettre
les circonstances cruelles sous lesquelles ils se sont trouvés
placés, et si la destinée les avait favorisés davantage; si, au
lieu de ces êtres infâmes, ils avaient eu affaire à des hommes
vertueux; si, au lieu d'un trafic criminel et sanglant, ils eussent
été appelés à un commerce légitime et honorable; s'ils avaient
enfin participé au grand concert de la fraternité humaine, qui
pourrait aujourd'hui les empêcher de prendre place parmi les
nations civilisées?

CHAPITRE IV.

L'esclavage est, selon nous, non-seulement une violation
manifeste du principe de justice universelle, mais il est également en opposition avec les principes de la religion chrétienne.

L'histoire nous atteste qu'à l'époque de la publication du
christianisme, les premiers chrétiens manifestèrent leur répu-
gnance pour cette espèce d'esclavage connu sous le nom de
vasselage. Ils pensaient que l'esclavage, quel qu'il fût, était
incompatible avec les saintes doctrines de notre religion, et
nous voyons que dans les premiers siècles de l'Eglise, les
chrétiens avaient pour coutume, à leur mort, d'affranchir leurs
esclaves. Ils consignaient dans leurs testaments les raisons
qui les portaient à cet acte: « c'était pour l'amour de Dieu et
le salut de leur âme ». Ces expressions nous indiquent suffisamment ce qu'ils pensaient de l'esclavage. C'est à cette
influence du christianisme sur l'esprit des peuples de l'Europe
et à ses progrès parmi leurs descendants qu'on doit attribuer
le changement que la Société a subi dans nos temps modernes;
on voit également par là pourquoi les Etats de l'Europe, qui
ont les premiers joui du bienfait de la prédication évangélique,
consistent en une population composée entièrement d'hommes
libres.

Saint Paul, dans l'épître aux Romains, nous apprend que
nous ne devons pas faire le mal, dût-il en résulter du bien;
ou, en d'autres termes, qu'il est défendu de commettre un

acte répréhensible en vue d'un avantage public ou d'un gain particulier. Ce noble principe ne souffre pas d'exception. Il est applicable à toutes les circonstances de la vie humaine, au gouvernement des peuples comme à l'exercice des affaires commerciales, comme aux actes de la vie privée. Le précepte de l'apôtre condamne sans exception et la traite et l'esclavage qui n'est fondé que sur elle, parce qu'il est impossible de soutenir l'une et l'autre sans avoir recours à une multitude de forfaits et de crimes. Non-seulement les Pères de l'Eglise qui ont succédé aux apôtres ont confirmé et étendu ce précepte, mais les successeurs de saint Pierre, les Papes eux-mêmes, en ont fait l'application au sujet même qui fait l'objet de la modeste notice que nous écrivons. Le Pape Léon X, consulté par les Dominicains sur la manière dont on devait se conduire avec les Indiens du Nouveau-Monde [1], répondit dans la lettre qu'il leur adressa à ce sujet « que la religion chrétienne et la nature s'élevaient contre l'état d'esclavage ». Bientôt naquit l'étrange doctrine qu'il était permis de réduire les Indiens en esclavage, pourvu qu'en même temps, on les convertît à la vraie foi. Mais le Pape Paul III promulga, en 1537, deux brefs dans lesquels il censura fortement ceux qui professaient une semblable doctrine; il y déclara que celui qui l'a introduite ne peut être que l'ennemi du genre humain (le démon). Il la qualifie de doctrine inouïe et il la déclare fausse, non-seulement en ce qui concerne les Indiens, mais encore en ce qui concerne toute autre nation. On y lit expressément : « qu'il n'est pas permis de réduire en esclavage les Indiens ou toute autre nation, même sous le prétexte de leur procurer les bienfaits du christianisme, parce que l'esclavage est en lui-même un crime ».

Moïse, après avoir énoncé les termes généraux de la loi, introduisit diverses dispositions particulières, relatives à

---

[1] Il est bon de noter ici que la traite des esclaves d'Afrique, la traite par mer du moins, n'eut lieu qu'à partir de l'époque où l'Amérique fut découverte.

certains délits spéciaux. Telle est, entre autres, la disposition
suivante: « Celui qui volera un homme pour le vendre, s'il est
pris sur le fait, sera mis à mort ». Il est évident que par le
mot *volera*: Moïse entend les rapts commis par la fraude ou
par violence, et souvent par ces deux moyens réunis. Nous
pouvons, en conséquence, appliquer cette disposition à toutes
les pratiques criminelles qui, comme nous l'avons exposé
dans les précédents chapitres, sont employées en Afrique pour
fournir d'esclaves les Musulmans. Nous pouvons l'appliquer
spécialement à ces dissensions intestines fomentées parmi les
tribus africaines par les marchands d'esclaves eux-mêmes,
et, en général, à tous les moyens de fraude, de pression, de
violence qu'ils emploient pour se procurer des hommes, des
femmes et des enfants dont ils trafiquent comme d'une marchandise. N'oublions pas que la punition décrétée par Moïse
contre ces voleurs d'hommes est la peine capitale. Mais on
dira peut-être que cette disposition particulière n'était faite
que pour les Juifs et n'était applicable qu'à l'ancien peuple
hébreu. On se trompe, elle n'est que la répétition et l'application de la loi de Moïse, cette loi qui dit: « Tu ne déroberas
point.» Ce principe, avant d'être consacré dans la loi de Moïse,
Dieu l'avait gravé dans le cœur de tous les hommes. La disposition dont nous avons parlé ne fait rien autre chose qu'appliquer la défense générale à un genre de vol particulier plus
affreux qu'aucun autre, au vol de l'homme exécuté par l'homme.
Cette dernière circonstance n'aggrave-t-elle pas singulièrement le crime? Si c'est un crime que de voler du bétail, des
effets, de l'argent, combien plus criminel est le vol de l'homme,
cette noble créature faite à l'image de Dieu, à qui l'Eternel a
donné une âme immortelle et ce pouvoir immuable par qui le
sceptre de la création lui a été délégué. Ce n'est donc point
une disposition qui n'est applicable qu'à un seul peuple, c'est
un des points fondamentaux du code universel qui régit le
genre humain et auquel le Rédempteur a donné une sanction

plus solennelle encore. C'est ainsi que le considérait l'apôtre, lorsqu'il dit dans la première épître à Timothée [1] : « Ce n'est pas pour le juste que la loi a été établie, mais pour des méchants, des impies, des hommes vicieux, des profanes, des incrédules, des parricides, des gens abominables et entre autres des *voleurs d'hommes* ». Mais qu'entend l'apôtre par ces voleurs d'hommes désignés par la loi ? Il entend ceux qui, parmi les Israélites, enlevaient des hommes pour les vendre. Il entend ceux qui faisaient le même métier parmi les Grecs et les Romains dans le temps même où vivait l'apôtre. Il a voulu également désigner par là tous ceux qui, par la suite, se souilleront du même crime.

Il y a plus, le commerce des esclaves n'est qu'une longue complication d'attentats contre la vie des hommes et, par suite, en violation avec le premier des articles de la loi : « Tu ne tueras point ! ».

Ainsi est condamné par la loi de Moïse ce commerce homicide, source de tous les crimes ; combien, à plus forte raison, est-il condamné par la religion chrétienne ! car le Sauveur des hommes n'est point venu pour détruire la loi, mais pour l'accomplir dans un plus haut degré de perfection ; il a, en conséquence, fait un crime de la seule intention quoique non suivie d'exécution. Il ajouta aussi une règle spécifique si simple qu'elle ne pouvait jamais être méprise, en guidant ceux qui professent sa religion, c'est-à-dire qu'ils ne devaient jamais faire aux autres ce qu'ils ne voudraient pas qu'on leur fît à eux-mêmes. Le jour où Notre Seigneur Jésus-Christ enseigna cette sublime doctrine, il dit aussi : « Tu aimeras le Seigneur ton Dieu de tout ton cœur et ton prochain comme toi-même ».

Ces sublimes enseignements résument toute la doctrine de la fraternité humaine. *S'ils étaient observés, l'esclavage serait détruit.*

---

[1] Chap. Iᵉʳ, verset 9.

CHAPITRE V.

S'ils sont vrais, les récits des voyageurs anglais et français qui, malgré tant de fatigues et en bravant tant de dangers, ont pénétré dans l'intérieur de l'Afrique, les peuples qui l'habitent sont dans un tel état qu'il y faudrait peu d'efforts pour qu'ils admissent les principes qui font la base des sociétés européennes. On pourrait, sans grandes difficultés, les faire pratiquer par les nombreuses peuplades qui bordent la côte occidentale, peuplades qui sont à peu près affranchies du fléau de l'esclavage depuis l'extinction de la traite par mer : les résultats obtenus dans cette voie par la France dans ses possessions d'Afrique, notamment au Sénégal et au Gabon, donnent lieu d'espérer un grand succès. Ce qui se passe à Madagascar, sur la côte orientale, est un exemple plus positif encore de notre influence morale et civilisatrice sur ces peuples. Portons dans ces contrées déshéritées nos mœurs, nos usages, notre religion ; faisons-y naître l'amour du travail, encourageons la culture par les profits du commerce, et nous pourrons espérer voir quelque jour la fin de l'esclavage, ce fléau dévastateur qui immole tant de victimes, qui, malheureusement, en immolera tant d'autres encore !

Mais hélas ! il ne faut pas se le dissimuler, aussi longtemps que l'Afrique sera souillée de cette plaie hideuse de la traite, aussi longtemps que les malheureux noirs seront à la merci des esclavagistes, tout progrès, toute civilisation est impossible.

Il faut, avant tout, débarrasser le pays de ces bandes de misérables aventuriers dont nous parlerons dans le chapitre suivant [1], ou du moins les mettre dans l'impossibilité absolue de continuer leur infâme commerce, et alors, seulement alors, on pourra régénérer ces populations déshéritées par l'amélioration de leurs mœurs et par le travail.

L'amélioration des mœurs s'obtiendra par l'enseignement des saintes doctrines de notre religion, par l'instruction évangélique qui enseigne la morale divine, faite pour le bonheur des hommes.

La religion est le plus ferme appui des peuples, a dit un homme d'État, M. Malouet. Tous les maux qui les ont affligés ne proviennent, en effet, que de ce qu'on l'a négligée : « Aimez Dieu par dessus toutes choses et votre prochain comme vous-mêmes ». Ces préceptes d'une religion sainte sont-ils autres que ceux de la plus pure philanthropie, et ne parlent-ils pas au cœur ; ne sont-ils pas la plus puissante expression de la volonté divine manifestée à l'homme ? Ne conviennent-ils pas, en un mot, à l'état actuel des hommes du triste sort desquels nous nous occupons ? L'amour du prochain ne prescrit-il pas l'emploi des moyens les plus propres à procurer aux hommes la plus grande somme de bonheur ? Or, dans quel état de la vie que ce soit, dans quelque position que soient placés les individus, point de bonheur sans vertu, point de vertu sans religion.

En ce qui est du travail, deuxième condition nécessaire à la régénération des populations de l'Afrique centrale, la culture offre dans ce pays d'immenses ressources, et nul doute

---

(1) Mgr le Cardinal Lavigerie estime qu'ils ne sont pas plus de trois ou quatre cents.

que les habitants de ces vastes contrées pourraient tirer de leurs terrains qui, sur une étendue considérable, sont de la plus grande fertilité, toutes les productions réunies des Indes orientales et occidentales. Ce continent possède des forêts d'une valeur inépuisable; toutes les espèces de céréales y réussissent, les graines oléagineuses, l'huile de palme, la girofle, le riz, le millet, le café, la canne à sucre, les gommes, les cuirs, l'ivoire s'y rencontrent en abondance.

Nous extrayons du rapport de M. de Brazza sur son second voyage d'exploration, 1879-1882, le passage suivant qui trouve bien ici sa place :

« Il existe, en Afrique, une vaste mer intérieure avec une étendue de côtes d'au moins 20.000 kilomètres et une population évaluée à 80 millions d'hommes. En dehors des richesses qu'on peut tirer, dans l'avenir, du travail de cette population indigène et de la fertilité du sol, le temps a accumulé sur les rives de cette mer intérieure des trésors qui peuvent entrer en exploitation du jour au lendemain.

» L'étude approfondie que nous fîmes de l'Ogoué, ouvert depuis peu au commerce, dont le développement fut si rapide et où l'on dédaigne la culture du café, du cacao, de la canne à sucre, du coton, le commerce de l'huile de palme, des amandes de palmiers, des arachides, de la cire, de la résine copale, des bois de teinturerie, de l'ébène et d'autres bois précieux pour trafiquer exclusivement l'ivoire et le caoutchouc qui rapportent 1.000 p^r 100! peut seule donner une idée de l'avenir de cette mer intérieure, qui a nom: *Congo et ses affluents* ».

Mais que d'obstacles à vaincre encore avant d'arriver à faire comprendre aux nègres qu'ils ont infiniment plus d'avantages à s'adonner aux travaux de la culture et à l'exploitation des richesses naturelles de leur sol qu'à s'entr'égorger ou à se vendre les uns les autres. Hélas! les passions humaines sont partout difficiles à vaincre, mais elles le sont davantage sous un climat qu'entretient continuellement la plus vive exaltation. L'africain sauvage et intéressé conservera long-temps encore l'habitude de vendre ses semblables; il lui paraît si doux de vivre sans rien faire, que chaque nègre fait son possible pour avoir des serviteurs, des esclaves, sur les soins desquels il se repose pour sa subsistance.

Le résultat de la guerre est partout le même, qu'elle ait été méditée sous les lambris dorés ou sous les huttes africaines, qu'elle soit faite par des hommes blancs ou noirs, uniformé-ment vêtus ou complétement nus, avec des armes à feu ou au moyen de flèches et de sagayes : partout la mort de beaucoup d'innocents, ignorant ordinairement le motif, souvent bien futile, des querelles des rois; partout la capture de prisonniers que le vainqueur emmène, le ravage des propriétés particu-lières, la ruine et la dévastation des pays qui en sont le théâtre. C'est une convention générale qu'on doit faire le plus de mal possible à son ennemi, qu'on assure la paix en ôtant au vaincu la possibilité de renouveler la guerre. En Europe, le prisonnier de guerre reste chez le vainqueur jusqu'à son rachat, et je ne dis pas ici dans quel état il y reste; il est des souvenirs trop odieux et trop pénibles pour les rappeler. En Europe, dis-je, la paix rend les prisonniers à leur patrie, à leurs familles, le territoire seul change quelquefois de maître, c'est un moyen d'appauvrissement. En Afrique, où c'est la population qui fait la force, la guerre se perpétuerait sans terme, si le vainqueur remettait le vaincu en état de la recommencer, en lui rendant la portion de forces dont il l'a privé. Aussi on n'y rend point les prisonniers, et quand ils seraient embarrassants ou plutôt comme ils seraient embar-rassants, on les tue ou on les vend aux marchands de chair humaine, aux trafiquants musulmans. C'est le seul moyen que connaissent les barbares pour assurer la tranquillité.

Nous savons trop hélas! combien est lente la marche de l'humanité et de la civilisation chez ces peuples et ce qu'il doit encore nous coûter d'efforts et de sacrifices pour les arracher à l'état de barbarie et de profonde ignorance dans lequel ils sont plongés; mais ne désespérons pas; plus les difficultés sont grandes, plus belle et plus grande sera la tâche que nous nous imposons, et il n'est pas moins dans nos devoirs que dans notre honneur national de l'accepter et de la remplir.

Nos missionnaires, ces zélés pionniers de la civilisation, ces hommes de foi, de courage, d'abnégation et de pauvreté, forment l'avant-garde de cette noble conquête. Ils vont en nombre toujours croissant annoncer la bonne parole et répandre les bienfaits des saintes doctrines du christianisme sur ces populations déshéritées.

Les réflexions qu'à une date encore assez récente publiait à ce propos M. Octave Sachot, ont bien leur valeur et trouvent ici leur place naturelle :

« Disons tout de suite, à l'honneur de la France, qu'il existe à Bagamoyo (1) une communauté de missionnaires français dont M. Cameron eut fort à se louer. Ils sont, selon son expression, les bienfaiteurs du pays. Ils possèdent des fermes et des jardins bien cultivés; ils élèvent un grand nombre de jeunes garçons auxquels ils apprennent la lecture, l'écriture et différents métiers. A la mission se trouve aussi une école de filles tenue par des religieuses. Les Pères, dit M. Cameron, travaillent avec ardeur; ils prêchent à la fois de précepte et d'exemple, et, au milieu de leurs difficultés sans nombre, ils sont gais et confiants. Je ne doute pas que leurs efforts ne tendent pour beaucoup à la civilisation de cette partie de l'Afrique. Rien n'égale l'obligeance et les attentions

---

(1) Depuis l'époque où nous avons écrit ces lignes, de graves événements ont éclaté sur la côte orientale d'Afrique, et Bagamoyo en particulier a beaucoup souffert. Nous nous proposons d'écrire ces événements dont la relation fera l'objet d'une notice spéciale.

que nous ont montrées ces hommes estimables pendant notre séjour à Bagamoyo.

En résumé, la morale religieuse et la morale publique veulent la suppression progressive et complète de l'esclavage, et nous sommes d'avis que c'est par la culture, par l'industrie, par le contact de nos mœurs que nous parviendrons à régénérer le continent africain, et pour cela nos explorateurs et nos missionnaires sont les meilleurs précurseurs de l'avenir de ces peuples.

CHAPITRE VI.

« Ce fut la tâche et l'honneur du XVIe siècle
de découvrir et d'entreprendre la civilisation du
Continent Américain; ce doit être la tâche et
l'honneur du dix-neuvième siècle d'entreprendre
la découverte et la civilisation de l'intérieur de
l'Afrique. »

(OCTAVE SACHOT).

Plus de dix ans se sont écoulés depuis le jour où, après
avoir reçu leur mission du Saint-Siége et les touchants adieux
de Monseigneur le Cardinal Lavigerie [1], nos premiers missionnaires partirent d'Alger pour l'Afrique équatoriale. —
C'est, en effet, au mois de mars 1878 que leur départ eut lieu;
ils étaient dix, tous jeunes, pleins de courage et de foi, faisant
abnégation complète de leur santé, de leur jeunesse, et offrant
à Dieu leur vie en sacrifice pour le salut des pauvres noirs.

La divine Providence seconda tant d'efforts et tant de
dévouement; nos vaillants missionnaires arrivèrent, sauf un
seul, au terme de leur long et périlleux voyage. Le premier
martyr de la charité dans cette mission fut, comme nous
l'avons dit dans notre premier chapitre, le Père Pascal, supérieur de la station du Tanganika, dont la mort fut si tou-
chante :

Ab uno disce omnes.

Une deuxième caravane, composée de douze missionnaires
et six laïques, partit d'Alger à la fin du mois de juin 1879.

---

(1) « Voilà pourtant votre ambition, votre égoïsme, » s'écriait Monseigneur
Lavigerie, en adressant ses adieux aux missionnaires, « c'est de tomber inconnus pour la cause de la vérité, de la charité, de la civilisation, pour sauver
ces pauvres âmes déchues, pour détruire les horreurs de l'esclavage. Et s'il
en est qui succombent, d'autres viendront après vous; car nous jurons, la
Société des Missionnaires et moi, de mourir tous jusqu'au dernier plutôt
que d'abandonner ces missions de l'Equateur; et ce serment, nous le tiendrons. »

Mais, hélas! moins d'une année après leur départ d'Alger, huit d'entre eux avaient succombé victimes de leur foi et de leur courage.

Il semble que ces cruelles épreuves, loin de décourager nos vaillants missionnaires, aient, au contraire, excité en eux une ardeur nouvelle. En effet, moins de dix-huit mois après le départ de la deuxième caravane, c'est-à-dire en novembre 1880, quinze nouveaux missionnaires, tous remplis des mêmes sentiments que leurs devanciers, quittèrent Alger pour aller participer à leurs travaux et à leurs dangers, c'est-à-dire à l'œuvre sublime de la rédemption.

Aujourd'hui 45 missionnaires dirigent, dans l'Afrique équatoriale, 11 stations formant 4 vicariats apostoliques, et à voir la persistance avec laquelle, au prix de leurs sueurs, de leur santé, de leur jeunesse sacrifiée et souvent même de leur vie, ils s'élancent vers ces contrées centrales de l'Afrique, au secours de ces malheureuses populations victimes d'une odieuse et barbare oppression, et dont le long cri d'alarme et de désespoir a retenti jusqu'à nous, on pourrait supposer que nous touchons enfin à l'époque où tant de fatigues, tant de souffrances et tant de dévouement seront couronnés de succès.

Oui, un long cri de détresse poussé par des millions de créatures humaines, cri dont nos missionnaires et les explorateurs de l'Afrique équatoriale se sont faits l'écho, est parvenu jusqu'à nous.

Nous allons essayer de dépeindre les crimes atroces et les traitements barbares dont sont victimes ces malheureux noirs sur lesquels pèse depuis tant de siècles une terrible calamité: l'esclavage. Puisse l'épouvante et l'horreur qu'un semblable fléau inspire, faire naître dans tous les cœurs les grands devoirs que l'humanité et la civilisation nous imposent.

Les guerres intestines que se font entre elles les différentes peuplades de l'Afrique centrale, avons-nous dit dans un précédent chapitre, sont certainement les principales causes du grand nombre d'esclaves que l'on rencontre dans l'intérieur, et, par suite, du dépeuplement qu'on y observe ; mais à quoi sont dus ces conflits sanglants, si ce n'est à la provocation des esclavagistes eux-mêmes, arabes ou métis [1] pour la plupart ? En effet, sur toutes les lignes que ceux-ci parcourent et, en quelque sorte, sur leurs pas, éclatent avec l'ivrognerie et tout son cortége d'autres vices, la division dans les familles, l'hostilité entre les tribus et la soif du gain qui brise tous les liens de l'affection et de la solidarité.

A la faveur de ces épaisses ténèbres de l'âme et de l'intelligence, de cet accouplement hideux du despotisme en délire et de la servitude bestiale, les infâmes trafiquants de chair humaine se glissent parmi ces êtres dégradés, allument le brandon de la discorde, sourient à leurs crimes, les soudoient et multiplient au besoin ces crimes. Ces hommes qui perpétuent en l'attisant ce foyer d'iniquités sur lequel ils spéculent, dont ils tirent bon parti, ces hommes — si l'on peut toutefois leur donner cette appellation — ce sont les ennemis du genre humain, du progrès, de la civilisation, ces misérables esclavagistes sont des tigres à face humaine.

On peut suivre la trace de ces maudits comme autrefois on reconnaissait celle des hordes d'Attila, c'est-à-dire à la lueur sinistre des incendies allumés par leurs mains homicides, et par la ruine et le sang qui marquent leur passage ! Mais où

---

[1] Race horrible, issue d'arabes et de noirs du littoral, musulmane de nom, juste ce qu'il en faut pour professer la haine et le mépris de la race nègre qu'ils mettent au-dessous des animaux, et à qui, pour lui donner ce qui lui est dû, on ne doit que l'esclavage, et, si elle résiste, les supplices et la mort. Hommes affreux, sans conscience comme sans pitié, également infâmes pour leur corruption bestiale et pour leur cruauté, ils justifient le proverbe africain : « Dieu a fait les blancs, Dieu a fait les noirs, c'est le démon seul qui a fait les métis ».

(M⁰ᵉ LAVIGERIE.— *Discours solennel prononcé à Londres le 31 juillet 1888.*)

ils n'ont point pénétré, au contraire, la nature exerce ses droits dans toute sa plénitude : familles et tribus vivent en paix, sauf des querelles locales (dont les peuples civilisés ne sont pas exempts) et la culture, avec des germes d'industrie et de commerce régulier, y est l'occupation habituelle des populations. Livrée à elle-même, la race noire ne montre, au dire de tous les explorateurs qui ont parcouru ces régions, aucune de ces inclinations perverses que lui imputent les spéculateurs de l'esclavage (j'ai nommé les Musulmans), pour se laver, sans doute, des justes et sévères condamnations de l'humanité et de l'histoire.

Mais il ne suffit pas aux marchands d'esclaves d'exciter et de fomenter ces cruelles hostilités pour satisfaire leur odieuse cupidité ; ils usent généralement de procédés plus directs et plus expéditifs. Afin d'assouvir leur soif de gain et de sang, ils se ruent à l'improviste, pendant la nuit, sur quelque village, le saccagent, l'incendient au besoin, et, à la faveur de la confusion des malheureux habitants réveillés en sursaut et affolés, ils massacrent sans pitié tous ceux qui résistent et emmènent le reste sur les marchés de l'intérieur.

On connaît, sans doute, par les écrits des explorateurs et par les discours solennels prononcés par Son Eminence Monseigneur le Cardinal Lavigerie, à Paris, à Londres et à Bruxelles, à quelles horreurs les malheureux noirs de l'Afrique centrale sont en proie de la part de ces misérables esclavagistes. Le récit des scènes d'atrocité et de carnage qui se produisent sur ce vaste continent a, en effet, provoqué dans le monde civilisé un immense mouvement d'indignation. Tout cœur vraiment humain se fend de pitié en pensant à ces millions de créatures humaines abandonnées à la merci d'un ramassis de brigands sans foi ni loi, et réduites, par la force brutale et la cupidité, à un esclavage honteux et dégradant.

Pour avoir une idée exacte des tortures et des maux sans nombre qu'enfante cet affreux commerce de la traite des noirs,

il faut lire les discours et conférences de Monseigneur le
Cardinal Lavigerie sur ce lamentable état de choses [1].

Qu'on se figure une longue file de captifs, fruits d'une razzia
où le guet-apens a fait merveille et où le sang a coulé à flots,
se dirigeant vers les marchés de l'intérieur, conduite par ses
infâmes ravisseurs. Il n'existe pas au monde un spectacle
plus affreux que celui-là : en le regardant, on doit éprouver le
vertige. — Ici, ce sont de petits enfants nus, courant tout
seuls ; là des mères se traînant péniblement avec des enfants
à la mamelle ; plus loin des filles d'âges différents, des vieillards, la tête courbée vers la terre qu'ils souhaitent, sans
doute, voir s'entr'ouvrir sous leurs pas! de vieilles femmes
s'appuyant sur de longs bâtons et n'ayant que l'ombre de la vie;
viennent ensuite des jeunes gens robustes, enchaînés les uns
aux autres par le cou, en file continue!... Et ces scènes
d'horreur se renouvellent tous les jours [2].

---

(1) « Je ne connais moi-même à fond ces choses », a dit Son Eminence, dans
le cours de sa conférence à Saint-Sulpice, « que depuis quelques années; j'a-
vais passé déjà plus de dix ans dans l'Afrique du Nord, sans recevoir d'autres
révélations sur tant d'infamies que des bruits vagues de l'intérieur. Il y a dix
ans enfin, j'ai pu envoyer mes propres fils, les missionnaires d'Alger, jusqu'au
centre des provinces équatoriales, encore presque inconnues. Ce sont les
seuls français qui aient pénétré et se soient fixés jusqu'ici dans ces lointains
parages. Il y a dix ans qu'ils y souffrent de tous les maux que traînent après
eux, et un climat meurtrier et des fatigues sans fin et la privation de toutes
choses ; mais leur plus dur martyre est encore d'assister impuissants aux
tortures des populations qu'ils allaient évangéliser et qu'ils voient tristement
périr. C'est par eux que j'ai su à quel sort lamentable les nègres des grands
lacs, poursuivis, traqués comme des animaux, étaient livrés par les marchands
esclavagistes ».

(2) « Les esclaves », dit Cameron, « sont d'ordinaire bâillonnés avec un
morceau de bois fixé à la bouche comme un bridon de cheval. Leur cou est
chargé d'une énorme fourche à esclave (espèce de joug) et ils ont les mains
liées derrière le dos. Ils sont, dans cet état, attachés par une corde à la cein-
ture du marchand. Ils sont, je crois, mieux traités par les trafiquants que
lorsqu'ils restent aux mains de leurs propriétaires indigènes. Ces malheureux
sont, pour la plupart, des captifs surpris alors qu'ils se trouvaient dans les bois
à une petite distance de leur village........ »

(OCTAVE SACHOT. — « L'Afrique équatoriale et la Nouvelle-Guinée ». —
Paris, 1884, P. Ducrocq.)

« Le spectacle des caravanes d'esclaves », écrivait à Monseigneur Lavigerie, en décembre 1887, le R. P. Moinet, de la
mission du Kibanga, « revêt toujours la même forme de
tristesse : c'est la force qui prime le droit, même celui de
vivre ; c'est la souffrance étalée sous toutes ses formes plus
lugubres les unes que les autres ; c'est le sentiment naturel le
plus pur méprisé ; c'est la famille brisée, l'amitié rompue,
c'est l'image de la mort s'avançant à pas comptés !... »

Ces infortunés ont été arrachés violemment à leurs foyers,
au sol natal qu'ils ne doivent plus revoir, auquel ils ont dit
un éternel adieu ! Ils y vivaient en paix lorsqu'un jour un
ouragan humain ou plutôt inhumain est fondu sur eux, au
milieu de leurs travaux. Semblables à des tigres altérés de
sang, leurs cruels ravisseurs se cachent derrière les arbres
jusqu'à ce que quelque créature faible et désarmée vienne
à passer à leur portée. Alors ils se précipitent sur leur proie,
la conduisent au fond des bois, où elle est solidement attachée
en attendant que d'autres victimes viennent, à leur tour, subir
le même sort, et dès qu'un contingent suffisamment nombreux
est formé, il est emmené sans pitié en esclavage.

« Mais ce n'est pas seulement aux individus isolés », dit
Monseigneur le cardinal Lavigerie, « qu'ils s'attaquent, ils
organisent leurs expéditions comme on organise une guerre,
tantôt seuls, tantôt, par un raffinement de scélératesse, alliés
à des tribus voisines auxquelles ils offrent leur part du pillage
et qui, le lendemain, deviennent leurs victimes à leur tour. Ils
tombent ainsi la nuit sur les villages sans défense ; ils mettent
le feu aux huttes de paille ; ils déchargent leurs armes sur
les premiers qu'ils rencontrent. La population commence à
fuir, cherchant le salut dans les bois, au milieu des lianes
impénétrables, dans les lits desséchés des rivières, dans les
hautes herbes des vallées. On la poursuit, on tue tout ce
dont on ne peut pas tirer parti sur les marchés de l'intérieur :

les vieillards, les hommes qui résistent ; on prend les femmes et les enfants !..... »

Ces faits, accomplis sur un grand nombre de points à la fois et reproduits très fréquemment, doivent, on le comprend, élever à un chiffre monstrueux le nombre des malheureuses victimes de la traite qui sont emmenées en esclavage ou qui succombent aux mauvais traitements, à la faim et aux fatigues pendant leur marche vers les centres de l'intérieur.

Cameron, ce vaillant officier de la Marine Britannique qui a fait le prodigieux voyage à travers l'Afrique équatoriale de la côte de Zanzibar à celle de Benguela, pendant les années 1873, 1874 et 1875; Cameron, dont le nom fait autorité dans l'histoire, estime, et sa déclaration est confirmée par des témoignages plus récents, que le chiffre des esclaves *vendus* chaque année sur les marchés de l'intérieur de l'Afrique, dans les villes lointaines du Maroc, dans les oasis du Sahara, à Tombouctou, etc., s'élève au minimum à *cinq cent mille !* [1]

Ce chiffre effrayant, mais malheureusement trop réel, se trouve au moins quintuplé si l'on y ajoute le nombre des malheureux noirs massacrés dans la chasse à l'homme ou morts de souffrance ou de faim dans les caravanes qui se rendent sur les marchés !...

Les incursions et les ravages de ces barbares esclavagistes portent principalement sur les pays les plus fertiles et, par

---

[1] Voici comment s'exprime Cameron à ce sujet :

« La question qui actuellement se pose au monde civilisé est celle-ci : Doit-on permettre au commerce d'esclaves qui, en Afrique, cause au *minimum* une perte annuelle de plus de CINQ CENT MILLE existences, doit-on permettre à l'odieux trafic de continuer ?

» Il n'est pas un être digne de ce nom qui ne réponde négativement ».

(CAMERON. — « *Comment j'ai traversé l'Afrique* ». — Paris. — Hachette, page 631.)

suite, les plus peuplés. La contrée qui s'étend du Tanganika à la côte occidentale est d'une richesse inouïe, ainsi que l'ont d'ailleurs exposé plusieurs explorateurs et notamment Livingston. Or, cette malheureuse contrée est complètement dévastée et dépeuplée par les esclavagistes : là où règnaient naguère l'activité et la vie, on ne contemple plus que le spectacle de la désolation et de la mort !

« Il n'y a pas un seul jour », dit Monseigneur Lavigerie (conférence à Saint-Sulpice), « où il ne passe sur le lac de Tanganika une caravane d'esclaves. — Aussi, lorsque nos missionnaires arrivèrent, il y a dix ans, aux confins du Manyéma, la province la plus populeuse de leur voisinage, elle était entièrement couverte de villages et de cultures ; et aujourd'hui, les esclavagistes de Tipo-Tipo ont fait de la plus grande partie de cette région, grande comme le tiers de la France, un désert stérile où l'on ne trouve plus, comme dernière trace des anciens habitants, que les ossements des morts. »

On ne peut rien imaginer qui puisse égaler, dans la voie de l'horrible, les atrocités qu'entraîne ce barbare commerce des hommes. Ce que nous avons dit n'est qu'une pâle esquisse de la réalité, un faible échantillon, rien de plus, des maux dont ce trafic honteux accable l'Afrique ; des cruautés sans nombre et des boucheries sans fin auxquelles il livre ce continent.

On a vu, et ce fait est rapporté par des témoins oculaires et des plus dignes de foi, les missionnaires de Kibanga, ils ont vu, dis-je, les chasseurs d'hommes écumant de rage de ce que leur proie allait leur échapper, tirer le sabre dont ils sont armés et dont ils tranchent les têtes d'un seul coup, couper à leurs victimes un bras d'abord, un pied ensuite, et, saisissant ces débris, les lancer sur la lisière de quelque jungle voisine, en criant à la troupe terrifiée : « Voilà pour attirer le léopard qui viendra t'apprendre à marcher. » Qu'on ajoute à cela le cynisme, le sang-froid avec lesquels ils accomplissent ces crimes, et l'on n'aura encore qu'une faible idée des instincts sanguinaires et barbares de ces monstres.

Est-ce assez d'horreur, assez de cruauté, assez de corruption dans le cœur de l'homme ? Cependant nous n'avons pas tout dit. Dans cette sombre tragédie du crime, il y a quelque chose de pire que les souffrances et la mort ; c'est le sort auquel sont vouées ces malheureuses femmes, ces infortunées jeunes filles, arrachées, les unes à leurs époux, à leurs enfants, les autres à leurs pères et mères, pour servir à la lubricité et aux infâmes désirs de leurs cruels ravisseurs !

On pourrait supposer que tous ceux des malheureux noirs capturés qui n'ont pas succombé dans le voyage, voient enfin leurs maux finir une fois arrivés sur les marchés. Erreur !

« Là commencent », dit Monseigneur Lavigerie, « des scènes d'une autre nature, mais non moins odieuses. Les nègres captifs sont exposés en vente comme un bétail ; on inspecte tour à tour leurs pieds, leurs mains, leurs dents, tous les membres de leur corps, pour s'assurer des services que l'on en peut attendre. On discute leur prix devant eux comme celui d'une bête de somme, et, quand le prix est réglé, ils appartiennent corps et âme à celui qui les paie. Rien n'est plus respecté : ni les liens du sang, car on sépare sans pitié le père, la mère, les enfants, malgré leurs cris et leurs larmes ; ni la pudeur même, car ils doivent se soumettre aux plus honteuses exigences. Enfin, leur vie est à la discrétion de ceux qui les possèdent. Nul n'est tenu, dans l'Afrique centrale, de rendre compte ni des supplices, ni de la mort de ses esclaves » [1].

Ce que nous avons dit, les faits que nous avons cités ne

---

[1] Monseigneur Lavigerie. — *Conférence à Saint-Sulpice.*

sont pas seulement, hélas ! le malheur d'une région bornée, un fléau particulier à une population peu nombreuse. Le théâtre de tant d'iniquités, c'est la quatrième partie de la terre habitable. Ce qu'il est bon de dire aussi, c'est que ces mêmes faits n'ont pas été ramassés çà et là dans de vieilles annales. Non, c'est le courant ordinaire du siècle où nous vivons, c'est la prodigieuse perversité d'un peuple plongé dans les ténèbres. Ce sont les mœurs et les coutumes en vigueur au moment même où nous écrivons ces lignes. Chaque jour qui s'écoule voit des troupeaux de nos semblables traînés péniblement, à travers l'Afrique, au marché ou à la boucherie. Chaque nuit, les habitants sont éveillés en sursaut et ils n'ont d'autres choix que le tranchant du sabre, la flamme ou les fers !... Les sanguinaires esclavagistes font une telle hécatombe des malheureux noirs, que les hyènes et les vautours, horribles collaborateurs et commensaux de ces bourreaux, ne peuvent plus suffire à leur triste besogne. Écoutons ce que dit à ce sujet le R. Père Guillermé, de la station de Kibanga :

« Ayant demandé à un arabe pourquoi les cadavres étaient aussi nombreux aux environs d'Oujiji et pourquoi on les laissait aussi près de la ville, il me répondit, sur un ton naturel et comme s'il se fût agi de la chose la plus simple du monde : « *Autrefois, nous étions habitués à jeter en cet endroit les cadavres de nos esclaves morts, et chaque nuit les hyènes venaient les emporter; mais cette année, le nombre des morts est si considérable, que ces animaux ne suffisent plus à les dévorer*; ILS SE SONT DÉGOUTÉS DE LA CHAIR HUMAINE !!!...

Ah ! tirons un voile sur tant d'horreurs. La plume se refuse à les peindre et je ne sais si l'esprit du lecteur pourrait en supporter davantage.

Au train où vont les choses, c'est la ruine complète de tout ce vaste pays, c'est l'extermination, dans un avenir prochain, de tout un peuple. Resterons-nous indifférents en présence de tant de souffrances ; resterons-nous sourds aux plaintes, aux gémissements de ces innombrables créatures, victimes d'une cruauté sans nom, d'une oppression sans exemple dans le reste du monde ? Quoi, nous laisserions leurs infâmes bourreaux, insultant à tous les droits de l'homme et de l'humanité et au mépris des réclamations, des représentations indignées du monde civilisé, se livrer impunément à ce trafic homicide ? Quoi, nous verrions aux portes de l'Europe tout un vaste continent, la quatrième partie de la terre, à la merci de quelques bandes de brigands [1] ; nous verrions, sans les défendre contre ces fauves à face humaine, toutes ces pauvres populations décimées, torturées et menacées même d'un anéantissement complet ? Non, pour l'honneur des nations civilisées et en ma triple qualité d'homme, de chrétien et de français, je me refuse à le croire. Un cri s'échappe spontanément de ma poitrine : « *Gesta Dei per Francos !* »

Aussi longtemps que l'infâme commerce des esclaves désolera l'intérieur de l'Afrique, toute civilisation est impossible. Il n'y a, en effet, aucun rapport possible entre l'Afrique souillée par les plaies de l'esclavage et ce même continent régénéré par la foi et la liberté. Il faut, tout d'abord, détruire l'esclavage dans sa racine, c'est-à-dire débarrasser les malheureuses contrées qui en sont infestées, des bandes d'esclavagistes qui les déciment et les ravagent, ou, tout au moins, mettre ces misérables dans l'impossibilité de continuer leur barbare industrie.

Pour atteindre ce but, il faut user, et l'on doit se hâter, car ces pourvoyeurs de la mort accomplissent leur œuvre de sang à coups précipités ; il faut, dis-je, user de moyens prompts et énergiques.

---

[1] Nos missionnaires estiment qu'ils ne sont pas plus de deux à trois cents.

Certes, il ne m'appartient pas de traiter à fond ce grave sujet. Des voix plus fortes et plus éloquentes que la mienne se sont élevées et je n'en suis qu'un faible écho ; je dois même avouer qu'il y a quelque témérité de ma part à aborder cette grosse question, surtout après l'étude approfondie et éclairée qui en a été faite et je dirai même la solution qui en a été donnée par Monseigneur le Cardinal Lavigerie ; mais je ne crois pas trahir sa confiance en disant qu'il n'espère pas lui-même le succès par la voie du rachat des esclaves. Ce système, en effet, s'il était exclusivement adopté, ne serait autre chose, à mon humble avis, qu'une prime d'encouragement donnée à l'extension de la traite, de ce commerce odieux que l'humanité, on ne saurait trop le répéter, n'a jamais eu plus de droits de réprouver et surtout de réprimer.

On peut ainsi, il est vrai, sauver un certain nombre de créatures, et c'est l'œuvre de miséricorde qu'accomplissent avec tant de dévouement et tant de persévérance nos missionnaires. Nouveaux Jean de Matha [1], ils emploient tous leurs efforts à la rédemption des pauvres noirs captifs, au sein même de l'Afrique équatoriale ; mais si leur zèle est inépui-

---

(1) Dans tous les temps, le rachat des captifs fut regardé, par la religion catholique, comme une œuvre de miséricorde.

L'Ordre des Pères de Jean de la Matha ou de la Merci remonte à une époque très reculée ; il n'était, à son début, qu'une association libre de quelques hommes riches qui consacraient une partie de leurs revenus à la rédemption des chrétiens réduits en esclavage. Plus tard, ils se lièrent par des vœux et ils consacrèrent à l'accomplissement des mêmes desseins leur fortune entière, tout ce dont ils pouvaient disposer ; et sous la sauvegarde de la religion, ils employaient tout ce qu'ils avaient de foi dans l'âme et d'énergie dans le cœur à délivrer leurs frères.

C'est à Alger principalement, alors que les bagnes de l'ancienne métropole des pirates de la Méditerranée regorgeaient de chrétiens captifs, que les Pères de la Merci, après avoir traversé les mers, rendaient à la liberté et ramenaient dans leur patrie de nombreux esclaves chrétiens, par la toute-puissance de la charité ; œuvre sublime que nous ne saurions trop nous rappeler pour effacer de nos yeux la honte dont tant d'hommes se sont couverts en assujettissant leurs frères à tous les maux de la servitude.

sable, il n'en est malheureusement pas de même de leurs ressources qui s'épuisent bien vite au soulagement de tant d'infortunes !

C'est là que le concours de la charité de tous est nécessaire, afin de procurer à nos missionnaires les moyens de soustraire le plus de victimes possible à la mort et à un sort pire encore : à l'idolâtrie et à l'esclavage. Mais la charité, aussi grande qu'elle puisse être, ne suffira jamais à une aussi vaste tâche, c'est-à-dire à la délivrance de tout un peuple.

Un essai pourrait, à mon humble avis, être tenté et nous pouvons dire que s'il réussit ce sera un rude coup porté à la traite des esclaves. Assurément, une expérience dont l'objet serait, non-seulement de procurer des bras à nos colonies qui en manquent, à l'Algérie par exemple, mais encore d'arracher la race africaine à l'état de dégradation dans lequel elle est maintenue depuis tant de siècles, vaut bien la peine d'être tentée. Si elle réussit, elle ne pourra produire que du bien ; si elle échoue, il ne pourra en résulter aucun mal, car les choses ne pourraient être pires qu'elles sont aujourd'hui. Nous voulons parler d'un système d'immigration ou de recrutement libre de travailleurs africains, à l'instar de ce qui se passe dans l'Inde pour le recrutement de nos colonies, ou même, dans une certaine mesure, par voie de rachat préalable. L'immigration telle que nous l'envisageons aurait pour but de soustraire de pauvres malheureux au sort le plus cruel. — Si elle les rachète, elle les libère, ne demandant aux uns et aux autres, en échange de cet immense bienfait, que l'engagement de travailler pendant quelques années (5 ans par exemple), moyennant un salaire assuré, et cela dans un pays où, comme tout le monde sans exception, ils vivront sous l'empire et sous la protection du droit commun. A l'expiration de cet engagement, l'immigrant a conquis défini-tivement son droit de citoyen ; il a amassé un pécule, il a pu profiter des bienfaits de la civilisation et, plus encore que le jour où il a mis le pied sur le sol d'une colonie française, il est à tout jamais libre, et s'il veut retourner dans son pays natal, il y portera, à son tour, les premières semences de cette civilisation encore inconnue au vaste continent africain.

Mais tout d'abord, un système de mesures, mais de mesures collectives, doit être adopté. Nous n'en connaissons pas de plus efficace que l'adoption d'un pavillon neutre, symbole de la chevalerie de la guerre sainte de la liberté humaine contre l'esclavage, bannière autour de laquelle viendraient se ranger les nouveaux croisés. Déjà sont accourus de nombreux volontaires désireux d'attacher leur nom à une œuvre aussi méritoire.

Autrefois, c'étaient les missionnaires qui marchaient à la suite des croisés ; aujourd'hui, ce sont eux qui ont ouvert la marche dans cette noble voie de la délivrance et de la rédemption d'un peuple.

France, patrie de Godefroy de Bouillon, de Pierre l'Ermite, de saint Bernard, de saint Louis, France, écoute les nobles accents de la voix dont retentissent encore les voûtes de Saint-Sulpice !

Alger, le 23 février 1889.

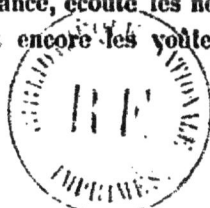

A. LACOUR.

Dunkerque — Imprimerie PAUL MICHEL, rue de la Marine, 23